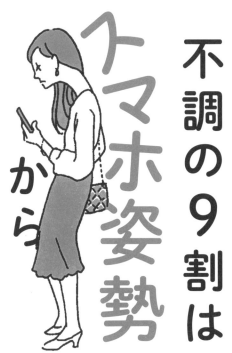

不調の9割はスマホ姿勢から

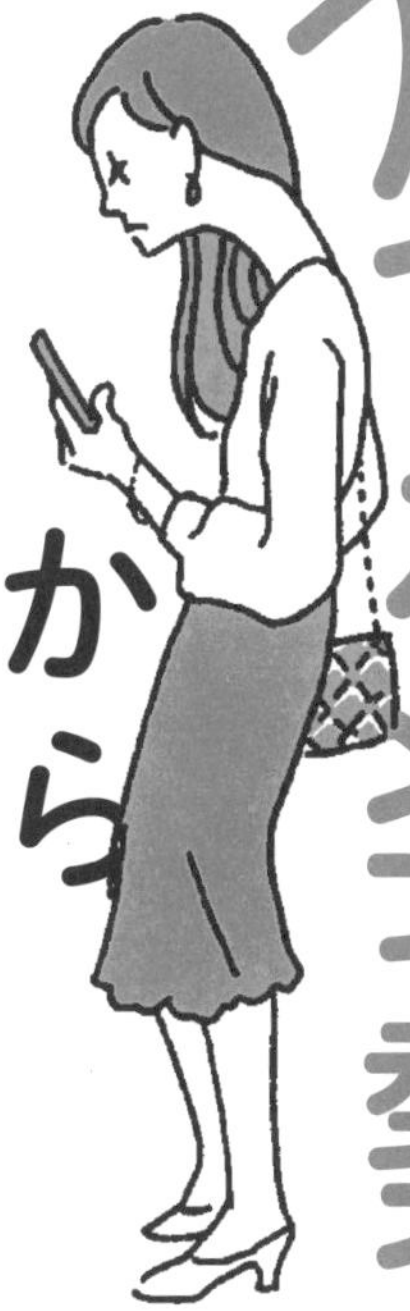

姿勢をちょっと変えるだけ

からだレッスントレーナー
奥谷まゆみ

さくら舎

はじめに――スマホなしではいられない人へ

はじめまして。

からだレッスントレーナーの奥谷《おくたに》まゆみです。

トレーナーといっても、通常のパーソナルトレーニングのような筋トレや、ダイエットやシェイプアップのためのトレーニングを教えるトレーナーではないのです。

姿勢を中心に体の使い方を変えて、いまある不調を改善していくためのトレーニングを指導しています。


この仕事を始めて28年になりますが、当初は整体施術をしていました。肩こりや腰痛でいらっしゃる方を施術すると、「すごくラクになった」といって帰ってくださるのですが、1カ月もたたないうちに、「また肩がこって」「腰痛が出て」といっていらっしゃいます。

デスクワークをしていれば肩はまたこるでしょうし、ずっと座りっぱなしで仕事をしていたら、また腰痛になるのは仕方がない。私としても、そうやって再度いらしていただかなければ仕事にならないのですけれど、その繰り返しが不毛な気がしてならなかったのです。

そして私は、治《なお》し方よりもその原因「どうして肩がこるのか」「どうしたら肩こりが繰り返されなくなるのか」をひとりひとりの体をみながら研究するようになりました。

まず気がついたのは、デスクワークを一日中やっていても、肩がこる人とこらない人がいるということです。つまり「デスクワーク＝肩こり」ではない、ということですね。では、その違いは何なのでしょう。

そもそも肩がこっているというのはどういう状態なのか。簡単にいえば首や肩まわりの筋肉が硬直している、ということですね。

ではなぜ筋肉が硬直してしまうのか。デスクワークのようにじっと同じ姿勢をして動かないでいるからだと、はじめのうちは思っていました。

デスクワークをしても肩がこる人とこらない人の違いは、きっと運動量の違いだろう、趣味でスポーツやエクササイズをしている人がこらない人で、運動習慣のない人がこるんだろうと思ったのです。

それは間違いではなかったと思います。確かに肩まわりの筋肉を動かす機会がある人のほうが、肩こりが少ないと思います。

ところがよく調べてみると、運動習慣があっても肩こりのひどい人もいれば、特に運動をしないけれど肩こりがあまりない人もいるのです。

もしかしたら、体質的な筋肉の硬さの違いなのかな、とも思ったのですが、あることに気がつきました。それが「姿勢」だったのです。

普段のデスクワークの姿勢を再現してもらったり、レッスンに来てカウンセリングを受けているときや話をしているときの姿勢を見ていると、肩こりがひどい人は首が前に出ているのです。

つまり肩こりは、じっとして動かないで筋肉が固まって起こるのではなくて、首が前に出ていることで、首や肩の筋肉が引っぱられっぱなしになって固まることで起こっていたのです。

こうした人たちにも、首を前に出さない姿勢でデスクワークができるように体を調整していくと、硬くなった首や肩の筋肉を揉《も》みほぐさなくても、その場で筋肉が柔らかくなり、肩こりが解消することがわかりました。

そこから姿勢を研究するようになりました。ただ背すじを伸ばすとか、首を引っこめるだけでなく、首を引っこめるためには、どこの筋肉を使えばいいのか、骨盤の使い方や足とはどういう関係があるのか、そして肩こり以外の不調についても、姿勢との関係性をいろいろと調べていきました。

その結果、いい姿勢とは、筋肉や骨格や内臓の位置が正しく収まり、正常に体を使うことができる姿勢のことで、ただ背すじを伸ばすだけのことではないとわかったのです。

以来、私は正しい姿勢をラクにできるようになるためのエクササイズなど、姿勢の改善を中心としたトレーニングをするようになったのです。

そして4年前、新型コロナウイルスが登場して私たちの生活は一変しました。

２０２０年４月にはコロナウイルス感染症拡大防止のための緊急事態宣言発令。長い自粛期間が続き、リモートワークという新しいはたらき方が私たちの生活に入ってきた頃から、それまで以上に姿勢の崩れからくる心身の不調が増えてきました。

同じデスクワークをしているのに、会社でやっているのに比して、自宅ではなぜ姿勢の崩れがひどいのか、私は、理由は３つある、と推測していました。

１つ目は自宅にいるときの姿勢です。自宅にいるときはいい意味でも悪い意味でもリラックスしていますから、私たちの姿勢は自宅にいるときがいちばん崩れているのです。

実際にリモートで仕事を経験した人はわかると思いますが、リモートだと姿勢だけでなく、服装も、女性ならお化粧も、なんとなく手を抜いてしまうと思います。

２つ目は仕事をするときのデスクまわりの環境です。会社では当然デスクワーク用の机や椅子がありますが、自宅ではそれがあるとは限りません。

人によってはこたつのようなローテーブルの上にパソコンを置いて仕事をしたり、

ソファに座って膝の上にノートパソコンを置いて仕事をしている人もいました。それではどうしても背中が丸くなり姿勢は崩れがちです。不調が強かった人はこうした状況で仕事をしていた人が多いようでした。

３つ目は運動量です。普段それほど距離を歩いて通勤していなかったと思っていても、いざ通勤がなくなってみると、がくんと運動量が減ったと自覚した人は多かったのではないでしょうか。

日常の運動量の低下は、筋力の低下を招き、疲れやすさのもとになっていました。

そうこうしているうちにコロナとのつきあい方もなんとなくわかってきて、自粛生活やリモートワークも減りはじめて、東京でも通勤ラッシュが戻ってきました。

ある日、ふと新宿駅の山手線ホームを眺めて愕然《がくぜん》としました。ホームに立っているほとんどの人がスマートフォン（以下、スマホ）を見ていたのです。

手もとのスマホをのぞきこんでいるために、にょっきり斜《なな》めに突き出た首と頭の角度が同じ姿で、ホーム沿いに延々と並んでいて、その様子はまるで高速道路に並ぶ街

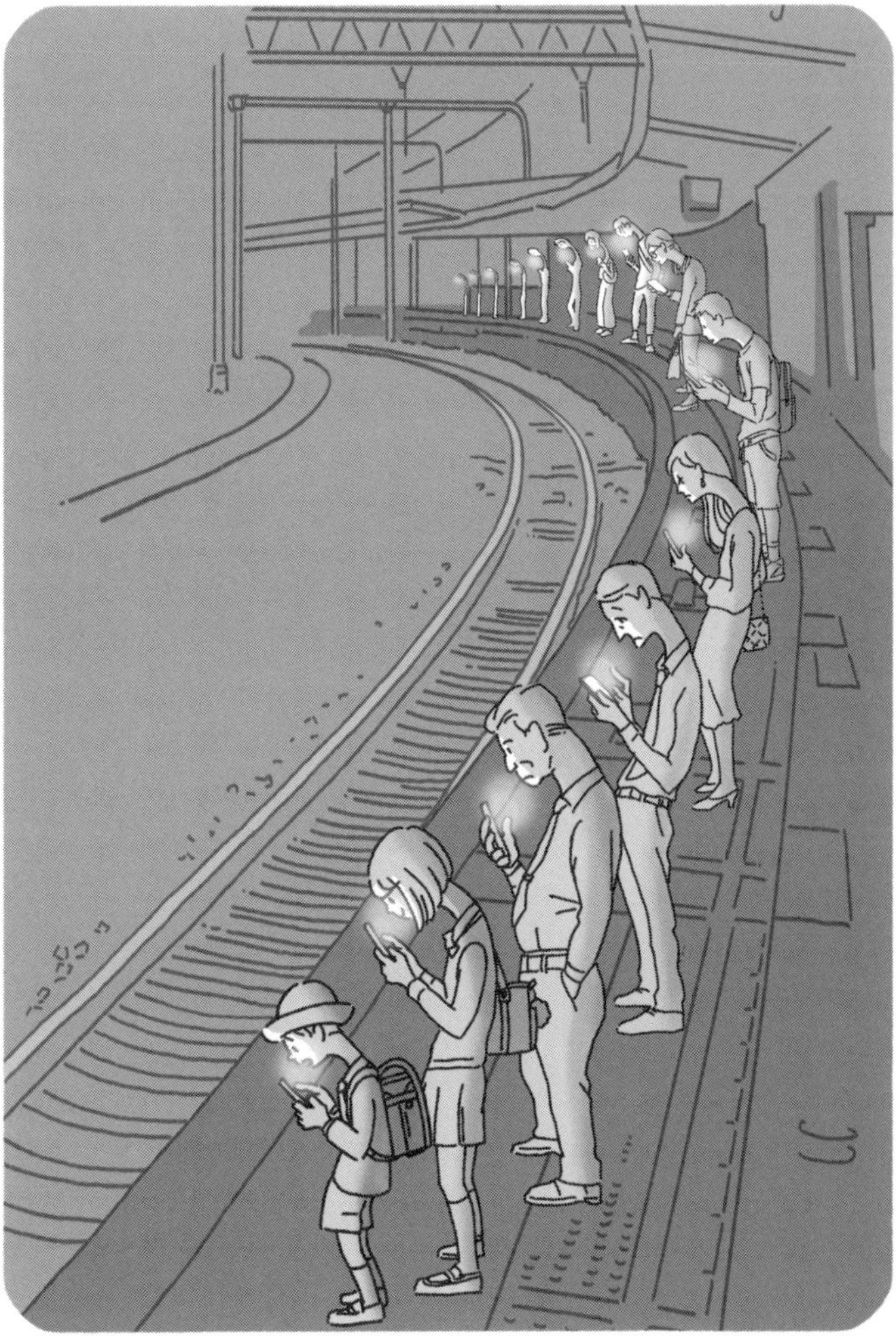

ⓒ大野智湖

路灯のように見えたのです。

電車の中で、暇つぶしにスマホを見るのは普通のことだと思います。けれども待ち時間がたった2、3分の朝の山手線の電車待ちの時間にも、どうしてスマホを見てしまうのでしょう。

おそらくほとんどの人は無意識にスマホを見ているのだろうと思います。きっと自分はスマホ依存とか、そんな重いことは考えずにいると思います。でもこれは間違いなくスマホ依存です。

スマホはコロナ禍の生活の中で、本当に私たちを助けてくれました。得体の知れないコロナウイルスとは何なのか、どう対処していったらいいのか、みんなはどうしているのか、不安に押しつぶされそうな私たちにさまざまな情報を与えてくれたし、外出したり、人に会ったりできない中で、さまざまなSNSでのつながりで孤独から救ってくれたのも、YouTube の動画で励ましてくれたのも、スマホでした。

コロナ禍の生活の中で、スマホとの関係はいままで以上に近くなり、なくてはならないものとなり、常に見るのが当たり前で「スマホ依存」という言葉すら聞かなくなってきたように思います。

そして私がコロナ禍に感じた姿勢の崩れからくるさまざまな不調は、リモートワークや運動不足のせいでもなくて、いちばんの原因はスマホを見る姿勢であることを、この新宿駅のホームに並ぶ街路灯のような人たちを見て確信したのです。

スマホはこれからも私たちの相棒として、生活のあらゆる面で助けてくれる存在であり続けるでしょう。

スマホに罪はありません。問題はスマホを見る姿勢です。もしかしたら将来的には、いまのように手もとをのぞきこまなくても、メガネをかけたら正面を見ながら画面を見られるような形になっていくかもしれません。しかしどうやらそれはまだまだ先のようです。

それまでの間にスマホを見ることで自分の体を壊してしまわないように、上手にスマホとつきあうための姿勢を身につけることが大切だと思います。

目次◆

骨盤が後傾しているスマホ姿勢Bタイプ

第2章　スマホ姿勢でメンタルがやられる！

第3章　スマホ姿勢を変えるだけ

第4章 スマホ姿勢を治すエクササイズ

不調改善姿勢を続ける方法

おわりに

不調の9割はスマホ姿勢から

姿勢をちょっと変えるだけ

第1章

スマホ姿勢で体が悲鳴をあげている！

首が前に出ているスマホ姿勢Aタイプ

●知らず知らずに蓄積される害悪

スマホを使っていて、自分でも姿勢が悪くなっているな、首が前に出ているな、という自覚がそこそこある人は多いと思います。

長い時間スマホを見ていれば首や肩はこるし、目も疲れるし、それは自分の姿勢に原因があると気がついていると思います。

しかし、スマホ姿勢の害が首・肩こりや目の疲れ程度のことなら、私はこの本を書こうとは思わなかったでしょう。

スマホに限らず、「首（頭）を前に出した姿勢」というのは、体と、そしてメンタルにもいろいろなトラブルを引き起こしているのです。

もちろん首を前に出した姿勢はスマホだけが原因ではありません。でも長い間、体を見てきて、この姿勢の人が急激に増えたのと、スマホの普及は同じ曲線を描いています。

そしてそれが急激に増加したのが、このコロナ禍です。

テレビやパソコンとは違う「手もとをのぞきこむ」ときの首や体の角度。手もとを見るという意味では本を読む姿勢と近いですが、見ている時間が圧倒的に長いのがスマホ姿勢の問題点だと思います。

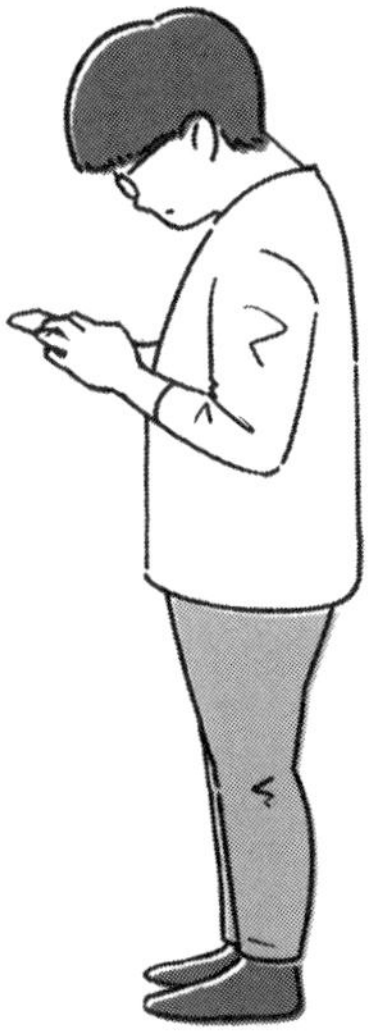

スマホ姿勢で…

いつも長時間、その姿勢でスマホを見ていることによって、姿勢が固まり、テレビやパソコンを見ているときも、食事をしているときも、人と話をしているときも、何もしていないときも、その姿勢のままになっている……それがスマホ姿勢の害なのです。

実際に私のスタジオを訪れたクライアントの例をもとに、スマホ姿勢が及ぼすトラブルについて紹介していきましょう。

体はひとりひとり違うので、すべての人に当てはまるわけではありませんが、参考にはなると思います。

まず、スマホ姿勢のいちばんの特徴である、「首が前に出た姿勢」によるトラブルの例を紹介します。

●慢性的な目の疲れ

デスクワークが中心の会社員のAさん（28歳）は目の疲れを強く感じていました。「一日中パソコンを見る仕事だから仕方ない」とあきらめてはいたものの、姿勢の改善やエクササイズで少しはよくなるかなと、私のスタジオを訪れてくれました。

体は、首が前ににょっきり突き出た典型的なスマホ姿勢。でもそんなに固まった感じはなかったので、首が前に出ない座り方を教えてあげたら、背すじが伸びました。

そこでAさんに実験をしてもらいました。ぜひみなさんも、実際にしてみてください。

2つの姿勢で360度まわりを見るつもりで目玉を大きく回してみてください。
・Aは首を前に出した状態
・Bは腰を立てて背すじを伸ばし、首を引っこめて胴体の上に頭をのせた状態

目玉の動きのスムーズさに差があるのに気がついたでしょうか。

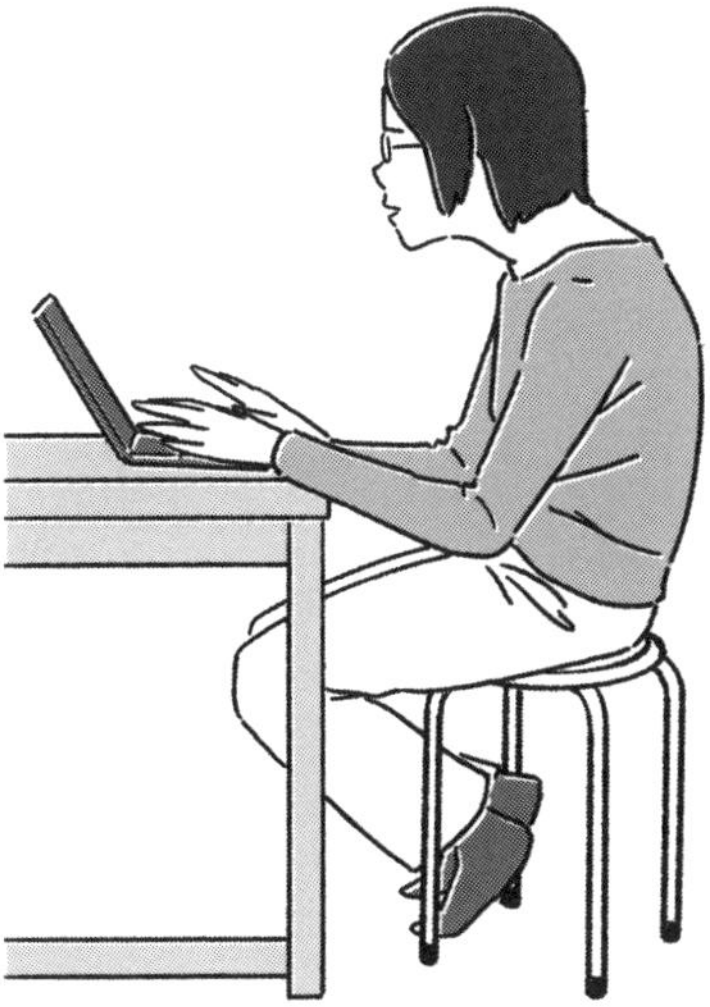

首が前に出ると目の筋肉が引っぱられる

首を前に出した状態だと、カクカクと目が引っかかる感じでなめらかに回りません。

ところが腰を立てた状態だとなめらかに大きく回せるのです。

これは首が前に出ていることで目を動かす筋肉が引っぱられているために起こっていると推

測されます。

長い時間デスクワークをしていても、姿勢によって目の疲れ方は違うのです。

●頭痛で薬が手放せない

Bさん（36歳）はひどい頭痛に悩まされていました。

ほぼ毎日、頭痛があり、気圧の変動や、生理前は特にひどく、頭痛薬が手放せない日々でした。

頭痛は頭部の血行不良が主な原因です。

首が前に出てしまうと、体と頭部の血行がスムーズでなくなり、頭痛が起こりやすくなります。

カウンセリングで症状を話すBさんの姿勢は、首がにょっきりと前に出ていました。

背中が丸まっているので、首の位置が下がって、胸から首が生えているように見えます。

前に出た頭の重さを支えるために、顎《あご》を少し前に出してバランスをとっています。

もちろん本人は無意識でやっていると思います。

横から写真を撮ってBさんに見てもらうと、「自分でもこんなひどい姿勢だと思っていなかった」とびっくり。そして首を引っこめてまっすぐにしようと思ってもうまくできません。

首が前に出るというのは首だけの問題ではないのです。首は背骨の一部ですから、背骨の曲線自体が崩れてしまっているのです。

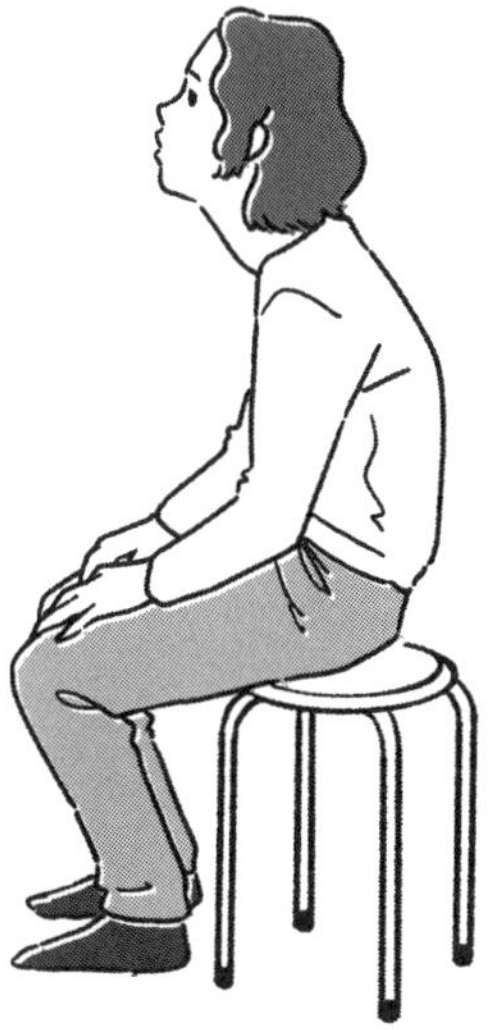

胸から首が生えている？

Bさんにはステップ2の体を伸ばすエクササイズ（138ページ）と、スマホを見るときの姿勢（151ページ）をアドバイスしました。すると2カ月過ぎたあたりから頭痛はなくなり、頭痛薬ともサヨナラできるようになりました。

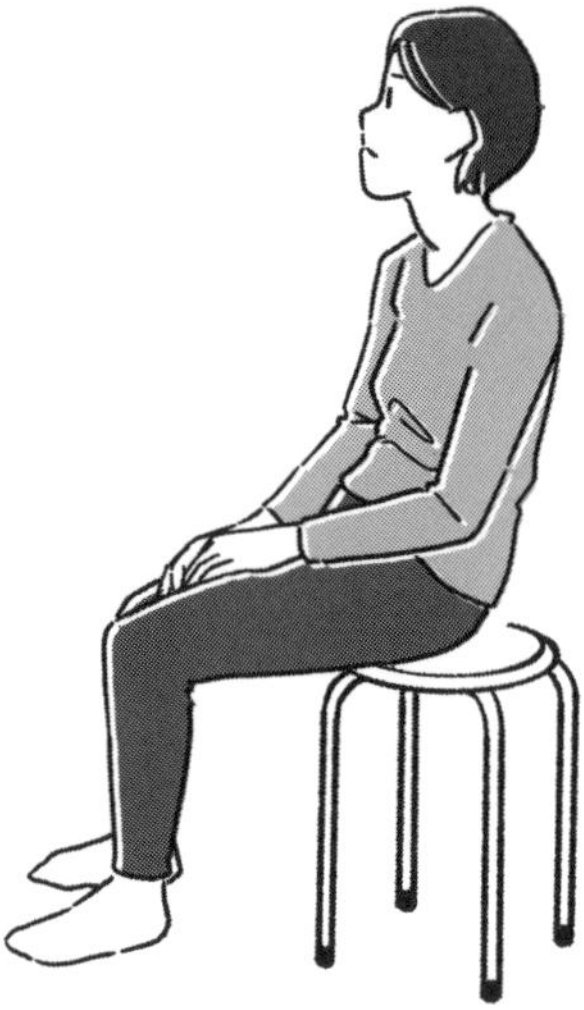

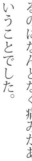

骨盤が傾くと体がねじれる

治療後も歯の痛みがとれない

Cさん（38歳）は知り合いの歯医者さんからの紹介でいらっしゃいました。

左下奥歯のかぶせ物がすぐとれてしまう、治療は終わっているのになんとなく痛みがあるということでした。

座った状態の体を見てみると、首が前に出ているのに加え、骨盤が後ろに傾いていました。

右の肩が前に出て、左の背中に体重がのっています。

人間は外から見ると左右対称のようですが、臓器の位置は左右で違うので、もともと左右差があります。

骨盤が後ろに傾くと自然と左後ろに体重がのってしまうようにできているのです。

そのため下顎が左に引っぱられ、上顎とのずれが生じて歯に当たり、かぶせ物がはずれやすく、ずれた影響で顎関節《がくかんせつ》が狭くなり、そこから痛みが生じていると推測できました。

ステップ3の腰を立てるエクササイズ（141ページ）と、ステップ4の立った腰をキープするエクササイズ（144ページ）を紹介し、スマホを見るときは壁に頭を寄りかからせるようにして、頭を出さないで見るように指導しました。

翌月には左下奥歯の痛みはなくなり、それから1年以上たちますが、奥歯のかぶせ物がとれることはなくなったそうです。

●隠れねこ背で顎関節症

Dさん（24歳）も歯医者さんからの紹介でいらっしゃいました。

ぱっと見た感じはねこ背ではないのですが、首だけが前に出ているタイプです。

実はこのタイプ、ねこ背ではないように見えますが、首のすぐ下の背骨、肩甲骨《けんこうこつ》の上のほうだけが急カーブに曲がった「隠れねこ背」タイプなのです。

首が前に出て、下顎が少し出ています。下顎が前に出ると、上顎とズレが生じてし

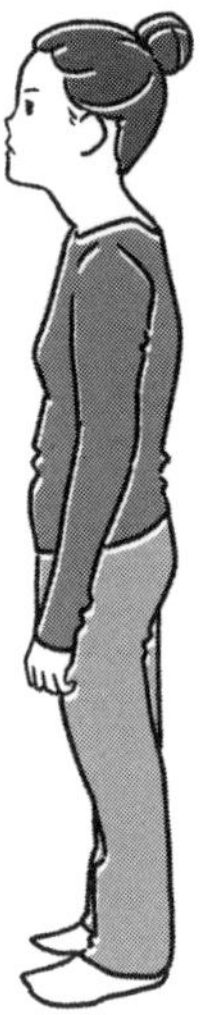

首の下だけ急カーブ

まい、上顎と下顎が深くはまりすぎてしまいます。そのため顎関節まわりの筋肉が縮んで口が開きづらくなり、寝ている間も食いしばりが強くなってしまうのです。

　隠れねこ背になっている背骨の急カーブを伸ばすためにステップ2の体を伸ばすエクササイズ（１３８ページ）をおこない、正しい位置に頭を戻してから口を開けるとスムーズに開けられるようになり、Ｄさんはびっくりしていました。

●口が開いたままのポカン口

　いつも口が開いたままになっている、通称「ポカン口」。最近子どもにとても増えています。喉や鼻のトラブルが起こりやすく、集中力も低下しやすいので、問題になっています。

Eちゃん（7歳）はママのスマホが大好き。電車移動のときもスマホを見ているとおとなしくしています。

ところがEちゃん、姿勢が恐ろしく悪いのです。首が前に出ているどころかエビみたいに丸まってスマホを見るのです。

家にいるときにもタブレットを使うことが多いそうなのですが、やはり同じように丸まって見ているとのこと。お母さんもEちゃんの姿勢の悪さを気にしていて、口うるさく注意していたそうです。

エビのように丸まってねこ背がひどいのは骨盤の傾きが原因です。骨盤が後ろに傾いて丸まっていると、頭はどんどん前に出てしまいます。

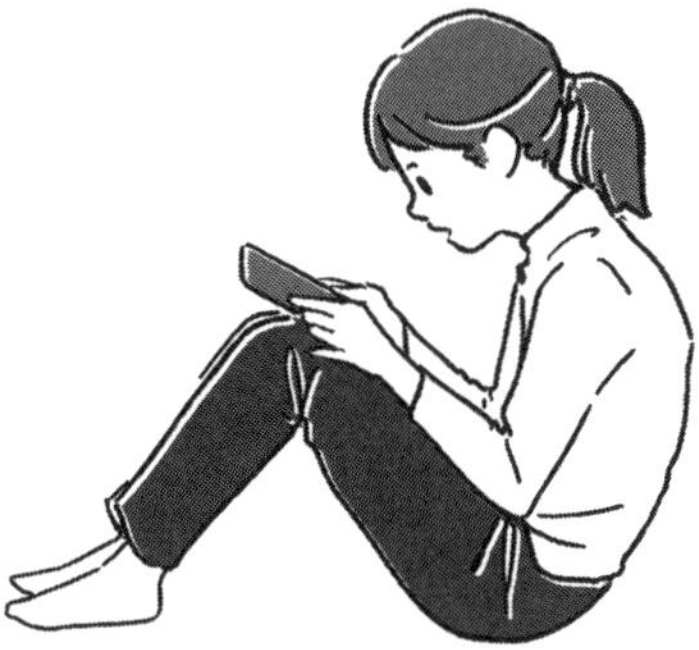

腰から丸まるエビねこ背

体が丸まって頭が前に出ると下顎を支える筋肉が使えず、下顎が下がり、口が開きっぱなしになってしまうのです。

Eちゃんにはまず腰を立てて座ることを説明しました。「腰を立てて座るとかっこいいよ！　勉強もできるようになるんだよ！」（目や脳がはたらきやすくなり、集中力や持続力もつくので本当です）と説明すると、進んでやってくれました。

それと同時にいつも開きっぱなしだった口が自然と閉じています。頭が背骨の上にのったことで、下顎を支える筋肉が自然と使えるようになったためです。

口がちゃんと閉じるようになったEちゃんは慢性的だった副鼻腔炎《ふくびくうえん》も起こらなくなり、風邪もひきにくくなったそうです。

1年前からめまいが……

オーバー60のFさん（62歳）は、とても若々しく、スマホもサクサク使いこなします。ところが1年ほど前から、ときどきめまいが起こるようになりました。

「ついついスマホ見すぎちゃうのよねえ、そのせいかしら」とスマホ依存の自覚もあります。

視力に少し左右差があるFさんは、ついつい片方の目でスマホを見るクセがありました。自覚のない人が多いですが、Fさんのように利き目ばかり使っている人はわりとたくさんいます。

前に出た首を少しねじっていつもスマホを見ているうちに、Fさんの頸椎《けいつい》にねじれが生じてしまいました。

ただでさえ首が前に出ると、首だけで頭を支えてしまうので、頸椎に負担がかかり、首の筋肉が硬くなりやすいのですが、それに頸椎のねじれが加わると、めまいを起こしやすくなります。

Fさんには、ステップ2の体を伸ばすエクササイズ（138ページ）をお伝えしました。体を伸ばすと自然とねじれはとれます。

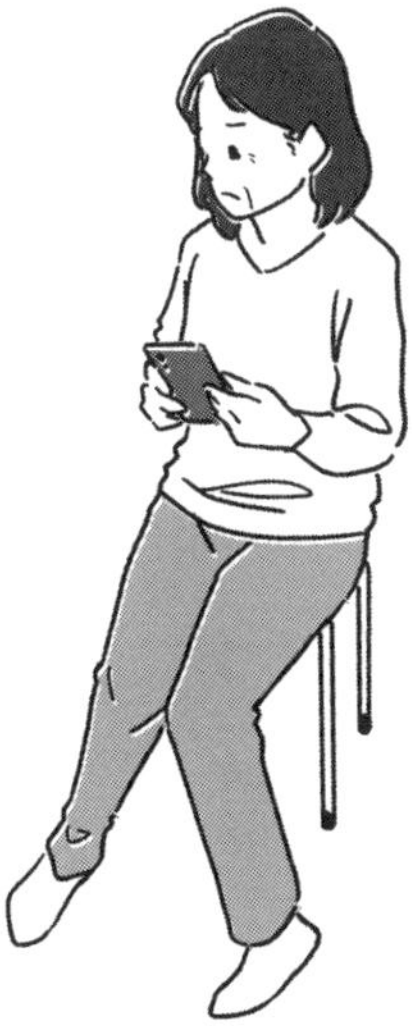

片目で見るとが頸椎がねじれる

そして、背すじを立てて、正面からスマホを見るようにアドバイスしました。

Fさんは、エクササイズと姿勢を意識するのと同時に、左右の目が均等に使えるように調整したメガネをつくり、両目でスマホを見るようにしたところ、その後めまいはほとんど起こらなくなったそうです。

●膝の痛みが消えない

スマホ姿勢の影響は首まわりだけではありません。足腰にも影響してきます。

少し大柄で体格のいいGさん（38歳）は、右の膝《ひざ》に痛みを感じるようになりました。「体重が増えて膝に負担がかかっているのかしら」と気にしています。

フラダンスを習っているGさんはいつも鏡を見ながらレッスンを受けたり、ステージに立ったりするため、姿勢をかなり意識しています。

ところが調べてみると、自分の思っている「背すじをまっすぐにしている」のと、実際の「背すじがまっすぐになっている」のには誤差があることがわかったのです。

Gさんにとって、背すじを伸ばしているつもりが、立っているときも、歩いているときも、フラダンスを踊っているときも、いつも首が少し前に出ていたのです。スマホ姿勢は知らず知らずのうちに体にしみついてきているので、自分では以前よりも首が前に出ていることに気がつかないことが多いのです。

首が前に出てしまうと、体の重みは体の前側にかかります。そのためGさんの膝に体重がのるようになっていたのです。Cさんの歯のトラブルのところでお話ししたように、人間の体には左右差があります。体の重みが前に傾くと、特に右側に体重がのりやすくなってしまうのです。

Gさんには、実際に立っている姿勢を横から写真を撮り、前に傾いたその写真と、ご自身のまっすぐだと感じている感覚との誤差を説明し、正しい首と背

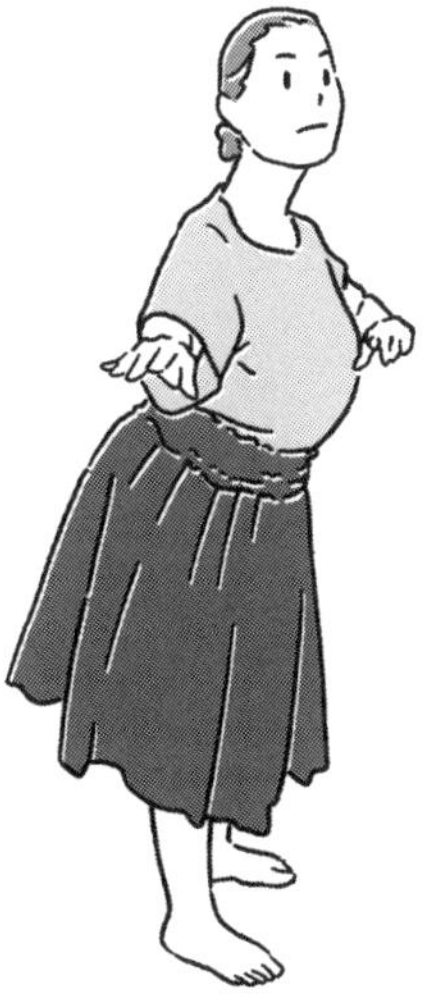

自分の感覚と実際には差がある

骨の位置を確認してもらいました。
姿勢の意識がちゃんとあるGさんなので、正しい姿勢を意識するだけで、膝の痛みは解消されました。

●更年期障害に悩まされる

更年期を迎えたHさん（46歳）は、数ヵ月前から突然顔からポタポタとしずくが垂れるほどの汗をかくホットフラッシュに悩まされて、レッスンにいらっしゃいました。生理のリズムも乱れてきたし、ホルモン治療をするしかないのだろうか、と考えていたようです。

体の使い方を見ると、首がすごく前に飛び出した典型的なスマホ姿勢。日中スマホが手放せないのに加え、手芸が大好きなHさんは、いつも背中を丸めた姿勢で編み物などの細かい作業をしているそうです。

ホットフラッシュは更年期障害の代表的なトラブルですが、更年期障害はホルモンのバランスが崩れているから起こるのではなくて、ホルモンバランスの崩れから、自律神経が乱れることで起こるのです。

ですから、ホルモンのバランスがよくても、自律神経の乱れがあれば誰にでも起こる可能性はあり、若い人でもホットフラッシュに悩まされている人はいます。

自律神経には、交感神経と副交感神経があります。このバランスが崩れるのが、自律神経の乱れです。ほとんどの場合、交感神経が優位になりすぎるアンバランスから起こっています。その逆の人を私は見たことがありません。

交感神経も、副交感神経もすべて背骨から出ていますが、それらの神経の出ている場所が違います。そして副交感神経は首と仙骨《せんこつ》（骨盤のまん中）の2ヵ所からしか出ていないため、首が前に出っぱなしになってしまうと、首が緊張し、副交感神経がうまくはたらかなくなってしまいます。ホットフラッシュの原因はこれなのです。

長い間首を前に出した姿勢をしていたHさんは、はじめのうちは背すじを伸ばすことも、首を引っこめることもむずかしいようでした。

でも体は変わります。伸ばしているのに柔らかくならない筋肉はないのです。曲がった背骨も、突き出た首も、筋肉が硬くなっているだけで、背骨の形が変わったわ

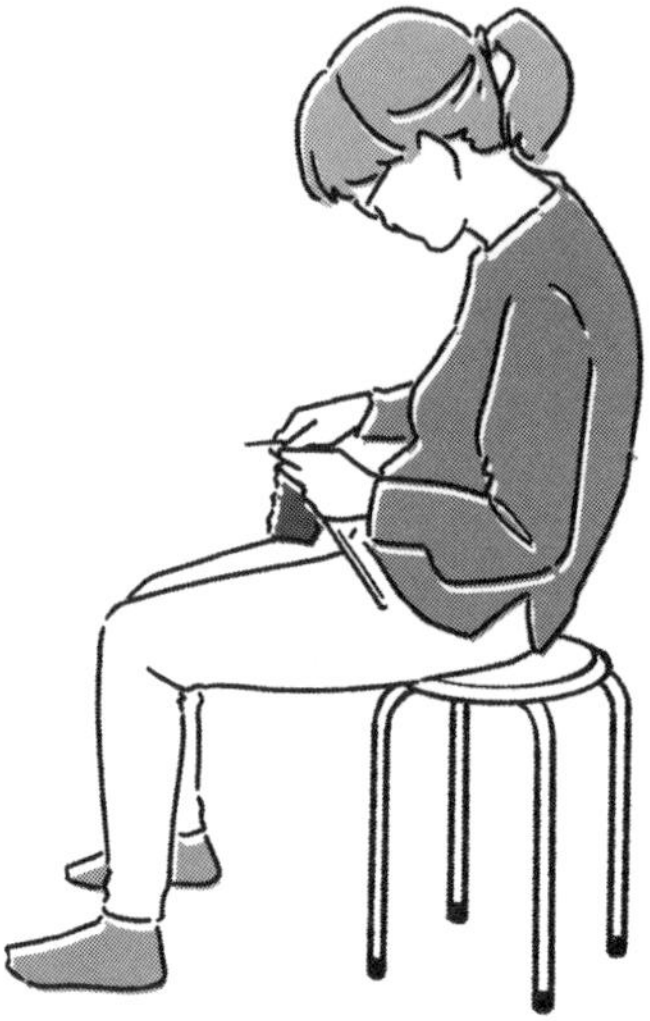

首が前に出るとホットフラッシュが起こりやすい

けではありません。

Hさんは朝晩ステップ2の体を伸ばすエクササイズ（138ページ）をおこないました。2週間後にレッスンにいらしたときには、かなり背すじが伸びていました。

日常の生活の中でも長時間スマホを見たり、手芸をするときは、合間合間に伸びをして首が前に出た姿勢をリセットしてもらうようにしました。

Hさんのホットフラッシュは、まだ運動すると少し出るようですが、なんの前触れもなく顔から汗が噴き出すようなことはなくなりました。

ホットフラッシュだけでなく、自律神経系のトラブルは姿勢の改善でかなり軽減できます。

●飲みこみづらい、呼吸しづらい

Iさん（78歳）は、高齢ながらスマホやパソコンを使いこなすシニア。日々ネットの情報をチェックしているのでとても物知りです。

健康情報にも詳しいIさんは毎日欠かさずウォーキングをしたり、体操をしたり、背中が丸まらないように姿勢も意識しています。

ところが最近、どうも物が飲みこみづらい、なんとなく呼吸もしづらい感じがするとのこと。

病院で検査してもらっても、特に何も問題はなく「加齢」とだけいわれたそうです。

でも向上心のあるIさん、「年だから仕方ない」で終わらせたくないんです、とレッスンにいらっしゃいました。

姿勢についても、腰を丸めな

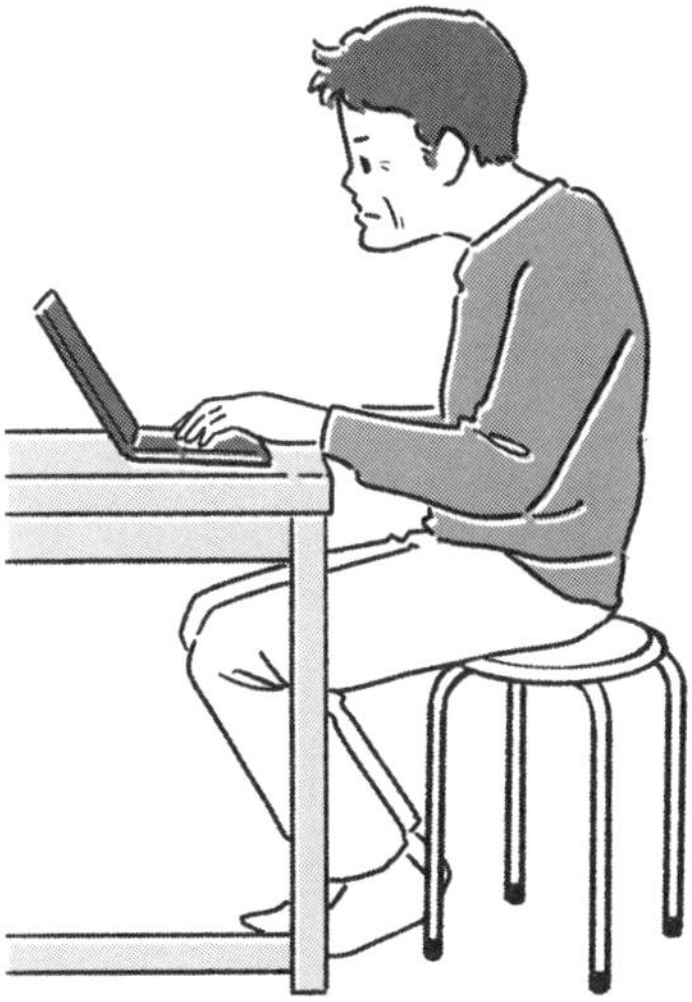

背すじは伸びているけれど…

いように座ることを意識しているそうなのですが、頭の位置についてはあまり気にされていませんでした。

Iさんの姿勢は、横から見てみると腰は立っているのですが、残念なことに頭だけが前に出ています。そのために喉《のど》が圧迫されていることがわかりました。

頭の位置はここですよ、と正しい位置をアドバイスすると、それだけで「呼吸がしやすい！」とIさんはびっくり。正しい位置に頭が安定するよう、伸びをしてステップ2の体を伸ばすエクササイズ（138ページ）をやってもらいました。

パソコンやスマホの合間にちょくちょく伸びをするようになったIさんは、いままでよりもさらに若々しいダンディなシニアになられました。

●甲状腺のトラブルが重症化

Jさん（32歳）は甲状腺《こうじょうせん》ホルモンが過剰に分泌される「バセドウ病」でした。

バセドウ病は遺伝的な要因が大きい病気ですが、私の経験では、姿勢によって症状を軽減できる代表的な病気だと感じています。

Jさんもパッと見た感じはひどいねこ背ではありません。でもいつも体が前に傾いていて、頭が前に出ています。歩き方も頭に引っぱられるように、つま先で歩いていました。

さらにJさんは顎を強く引くクセがありました。首を前に出して顎を引いてしまうと、首が圧迫され、血液やリンパの流れが悪くなります。そして前に出た頭を首で支えることで、首の付け根にある甲状腺も圧迫されやすくなります。

Jさんのバセドウ病はかなりひどく、たくさんの薬を飲んでいました。お医者さんからは手術をすすめられていました。でも、未婚でこれから素敵な恋もしたいJさんは、傷が目立ちやすい甲状腺の手術を受ける気持ちにはなかなかなりませんでした。

いい姿勢が苦手なJさんでしたが、甲状腺の手術を受けなくてよくなるのなら、とがんばっ

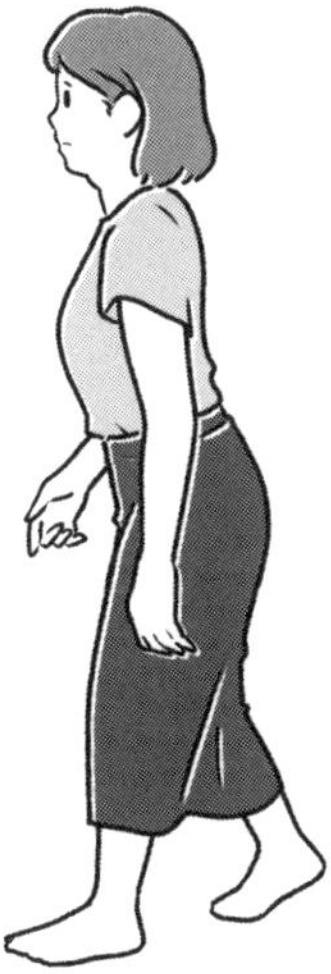

首と顎の角度と甲状腺の関係

て姿勢の改善をしました。
インドア系で筋力もなかったので、ステップ1のおなかをほぐすエクササイズ（133ページ）で腹筋を伸ばし、ステップ2の体を伸ばすエクササイズ（138ページ）で、背中が丸まらないように保てるようになりました。

3カ月の間に甲状腺ホルモンの数値は徐々に下がり、薬の量も減ってきました。バセドウ病はまだ全快には至っていませんが、お医者さんからも「薬を飲みながら経過観察しましょう」といわれ、手術は免れたようです。

甲状腺の病気にはバセドウ病の逆で、ホルモンの数値が下がってしまう橋本病もありますが、こちらも姿勢を変えることで症状を改善できている人がたくさんいます。

●コロナ後遺症が長引く

「コロナ後遺症」という新しい病気が出現したのも、ここ1、2年だと思います。私もコロナ後遺症の人たちの体をたくさん見てきて、コロナ後遺症になりやすい人の特徴もやはり姿勢に大きく関わっていることをつきとめました。

フリーランスの編集者でもともと在宅ワーク中心のKさん（52歳）は自他ともに認める姿勢の悪さが昔からあったそうです。コロナ感染自体はそれほどひどい症状ではなく、高熱も2日ほどで下がったそうですが、その後に味覚異常と嗅覚異常、頭痛や倦怠感《けんたいかん》などがずっと続き、仕事をしようとしても頭がはたらかない、記憶力や判断力が低下してしまって、仕事をお休みせざるを得ない状況になっていました。

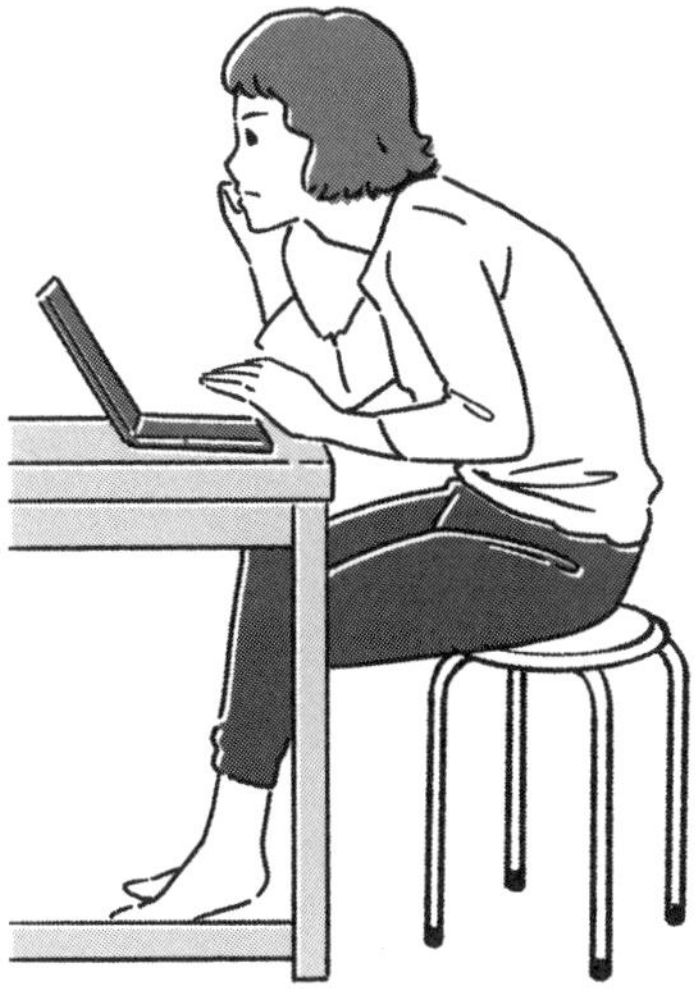

コロナ後遺症は首がポイント

昔から姿勢の悪かったKさんでしたが、コロナ感染後、起きているのもしんどくて、ほぼ横になっていることが多くなっていました。筋力は3日寝ているだけであっという間に低下しますから、Kさんの姿勢はますます悪くなってしまいました。

コロナ後遺症のポイントは、

上咽頭《じょういんとう》という鼻の奥だといわれています。この上咽頭という場所にたくさんの免疫細胞があるため、ここが炎症を起こしてしまうと、ウイルスが体に入りやすくなります。さらに上咽頭のすぐ裏は脳の中心部があるため、脳へのダメージも起こりやすくなります。

コロナ後遺症の症状が、ただの風邪のような症状だけでなく、味覚異常や倦怠感、記憶力にまで及ぶのはそのためではないかと考えられています。

姿勢という観点で上咽頭を見てみると、背中が丸まり、首が前に出たスマホ姿勢は、喉がつまりやすく、上咽頭炎を起こしやすいのです。

長年姿勢が悪かった人たちは、慢性上咽頭炎を起こしていた可能性が高いと思います。

体力が落ちているのと倦怠感で、長時間座っているのもままならないKさんには、寝たままでできるステップ2の体を伸ばすエクササイズ（１３８ページ）をやってもらいました。

1週間たった頃には、日中横になることが減り、立って家事ができるようになってきました。その後、ステップ4の立った腰をキープするエクササイズ（144ページ）③の座って伸びをするポーズをしながら、喉をひらくように大きくあくびをしてもらうようにしたところ、頭痛がとれ、頭がすっきりするようになり、3週間が過ぎた頃には、いままで通りの生活ができるところまで回復してきました。

上咽頭を整えることは、コロナ後遺症だけでなくインフルエンザや花粉症にも効果があるようなので、花粉症持ちのKさんは、来春はラクに過ごせるように、エクササイズを続けています。

骨盤が後傾しているスマホ姿勢Bタイプ

●骨盤後傾による体のトラブル

首をいつも前に出していると、頭の重さを支えてバランスをとるために骨盤が後ろに傾いてしまいます。

この骨盤後傾による体のトラブルはとても多いのです。

いままでお話しした不調の例の中にも、骨盤の後傾が関係したものがいくつかありましたが、ここからはさらに骨盤後傾をともなうスマホ姿勢によるトラブルについて紹介していきましょう。

●腰痛が慢性化

ＩＴ系の仕事をフリーランスでやっているLさん（36歳）は、とても仕事が忙しく、自営業なので、勤務時間も長く、起きている間のほとんどはデスクワークをしているような状態でした。

腰痛も慢性的で、腰全体がいつも重く、立ち上がるときや、朝ベッドから起き上がるときが特につらく、すんなりと動けないほどになっていました。

「ずっとパソコンと向かい合っているのに、空いている時間もスマホを見ちゃうんだよねー」とLさん。

腰痛がさらに悪化したのはやはりコロナ禍に入ってからでした。姿勢が悪いという自覚はあったのですが、もはやいい姿勢をするほうがつらくなっていました。

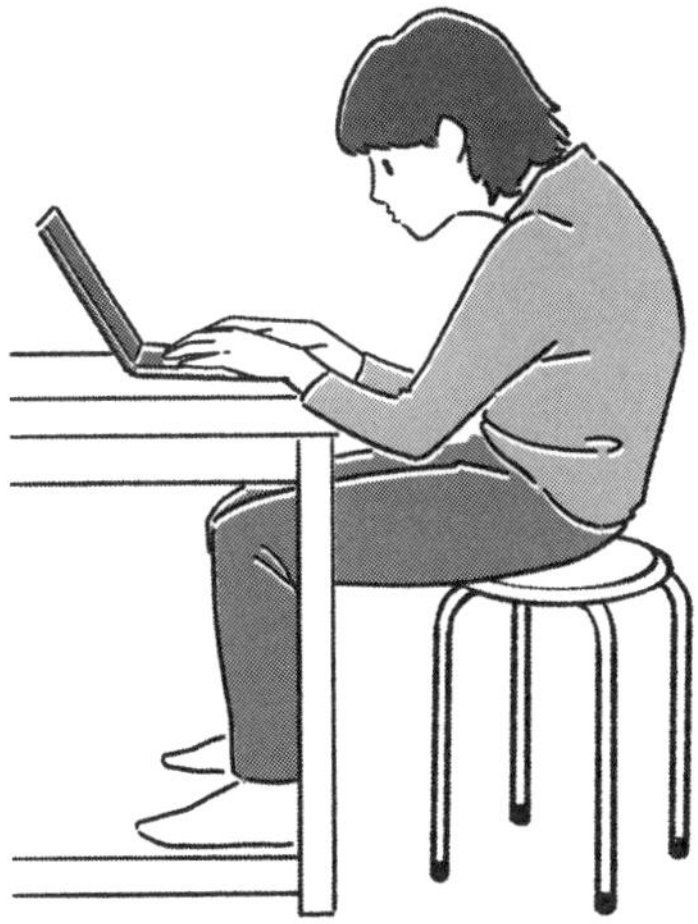

腰痛の原因は丸まった腰

Lさんの座り方は骨盤が後傾し、背中が丸まってエビのよう。立っている姿勢のときも、お尻が下に落ちたように丸まり、年齢よりもかなり老けて見えるほどでした。

腰が丸まると、腰全体に体の重さがかかるため、腰痛になります。

Lさんは座っているときも立っているときも腰が丸まっているため、いつも腰に体の重さがかかっていました。寝ている姿勢も腰が丸まっているままなので、丸まってベッドに沈んだ腰の部分に体の重さがかかっていて、朝とても腰が痛かったのです。

丸まった腰を伸ばすアプローチは腰よりもおなかです。腰が丸まるとおなかの筋肉が縮むので、ステップ1のおなかをほぐすエクササイズ（133ページ）を紹介しました。

おなかをほぐした後にステップ2の体を伸ばすエクササイズ（138ページ）とステップ3の腰を立てるエクササイズ（141ページ）をやってもらって座ってみると、腰が自然と伸びています。腰痛も感じません。

3ヵ月が過ぎた頃には、朝の腰痛もなくなりました。仕事中の姿勢がこんなに腰痛に関係していたのかということを痛感したLさんは、パソコンの位置や、デスクと椅子の高さなど、腰が丸まりづらくなるようにいろいろと調整したそうです。

仕事中も「腰を丸めるとまた腰痛生活に戻るぞ！」と、自分に声をかけながら、腰を立てた姿勢を意識しているそうです。

●リモート授業などで生理痛がひどくなる

大学生のMさん（20歳）は生理痛がひどく、生理のたびに薬を飲んでも丸一日は起きていられません。

バレーボール部の活動をやっていた高校時代はそうでもなかったそうですが、部活をやめて受験勉強を始めたあたりから生理痛が出はじめ、大学に入学しても毎日リモート授業になったコロナ禍あたりからひどくなってきたそうです。

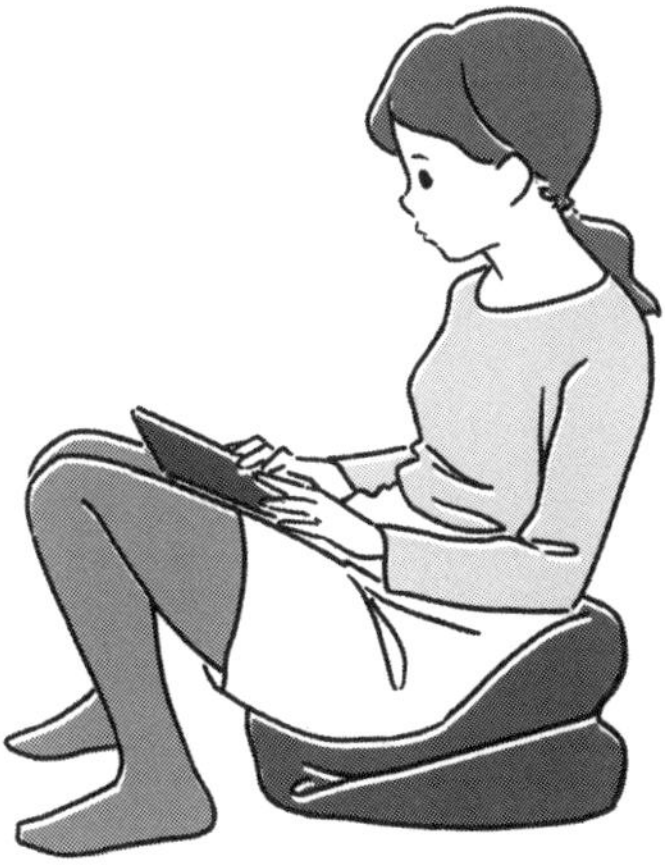

座り方で生理痛が悪化

常にスマホをいじっているMさんの座り方は首がすごく前に出て、腰もかなり丸まっています。普段座っているのはローソファで、リモート授業もこのソファに座って受けているそうです。

ソファなど、座面の柔らかいものは腰がどうしても立ちません。特に座面の低いローソファはなおさらです。

骨盤が後ろに傾くと、骨盤の中にある子宮も一緒に傾きます。子宮が傾いてしまうと経血の排泄《はいせつ》がスムーズにいかず、収縮を起こして排泄しようとします。

これが生理痛の正体です。特に出産前の女性は子宮が硬めなので収縮に痛みをともないやすいのです。

ステップ1のおなかをほぐすエクササイズ（133ページ）と、ステップ3の腰を立てるエクササイズ（141ページ）をやってもらいました、

さらにMさんの場合は腰を丸めてエックス脚のように膝を寄せるクセがありました。Mさんだけでなく、女性の場合、股が開かないように膝を寄せるクセがある人が多く、そうした姿勢をとると股関節《こかんせつ》や骨盤底部まわりの筋肉も縮んでしまい、その縮んだ筋肉に引っぱられて、腰が後ろに傾いてしまうのです。

腰をちゃんと立てると、無理やり膝を寄せなくても股は開かなくなります。腰を立

てるエクササイズによって縮んだ股関節骨盤底部まわりの筋肉も伸びるようになりました。

リモート授業のときにはローソファではなく、きちんとした椅子に座ってもらうようにしました。

Mさんの生理痛はエクササイズを始めた翌月から弱くなり、薬を飲まなくてもすむようになりました。

尿もれが治らない

Nさん（36歳）の尿もれは、いま3歳になる2人目の子どもの妊娠中から始まり、産後にさらにひどくなりました。

「お産で骨盤底筋《こつばんていきん》がゆるんでしまったからなのかしら」と思っていたようですが、尿もれの原因は骨盤底筋のゆるみではありません。まずはおしっこを止めるしくみから解説しましょう。

尿もれとは、膀胱《ぼうこう》が下垂《かすい》し、尿道にある「尿道括約筋《にょうどうかつやくきん》」というおしっこを止めるストッパーがはたらかなくなったために起こります。

膀胱が下垂する原因は姿勢です。膀胱だけでなく、ほとんどの内臓は腹筋と背すじでサンドイッチするようにして支えられています。そのため、骨盤が後ろに傾いて背中が丸まると、腹筋が縮んでしまい、サンドイッチできずに内臓が下がってしまうのです。

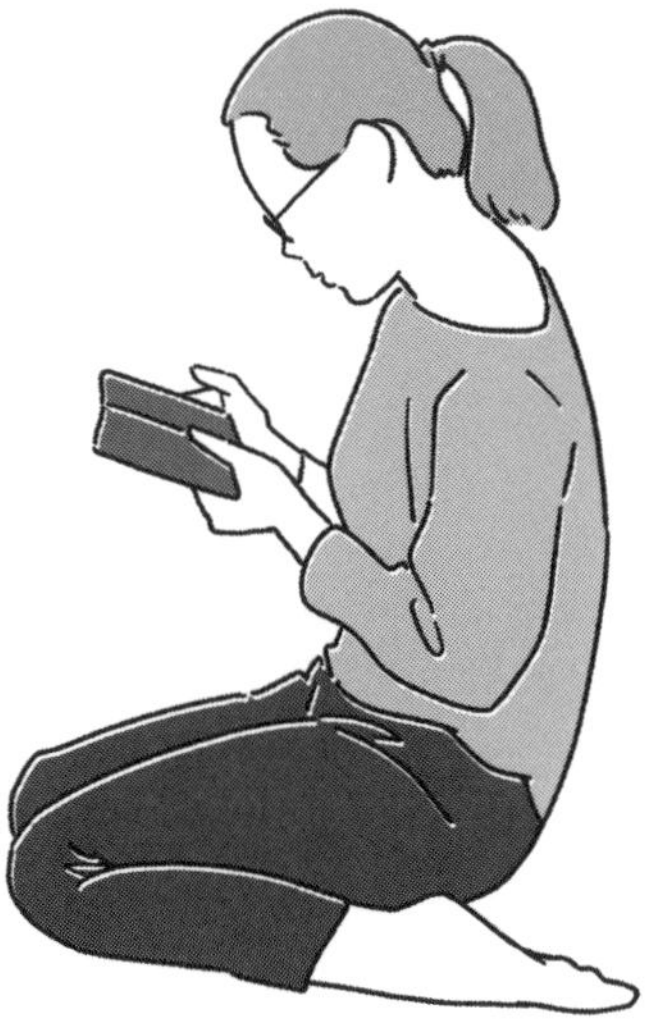

床の暮らしは腰が丸まりやすい

赤ちゃんへのコロナウイルスの感染が心配でこの2年間ほとんど家に引きこもってスマホだけが友だちだったNさんの腰は、運動不足からくる筋力の低下もあり、かなり丸まっていました。

さらにNさんの生活は椅子ではなくて、床に座る生活だったのですが、日本式の床

愛読者カード

ご購読ありがとうございました。今後の参考とさせていただきますので、ご協力をお願いいたします。また、新刊案内等をお送りさせていただくことがあります。

【1】本のタイトルをお書きください。

【2】この本を何でお知りになりましたか。

1.書店で実物を見て　2.新聞広告（　　　　新聞）

3.書評で（　　　）　4.図書館・図書室で　5.人にすすめられて

6.インターネット　7.その他（　　　　）

【3】お買い求めになった理由をお聞かせください。

1.タイトルにひかれて　2.テーマやジャンルに興味があるので

3.著者が好きだから　4.カバーデザインがよかったから

5.その他（　　　　）

【4】お買い求めの店名を教えてください。

【5】本書についてのご意見、ご感想をお聞かせください。

●ご記入のご感想を、広告等、本のPRに使わせていただいてもよろしいですか。
□に✓をご記入ください。　□ 実名で可　□ 匿名で可　□ 不可

郵便はがき

切手をお貼りください。

102-0071

東京都千代田区富士見一―二―十一
KAWADAフラッツ一階

さくら舎 行

住　所	〒　都道府県		
フリガナ		年齢	歳
氏　名		性別	男　女
TEL	(　　　)		
E-Mail			

さくら舎ウェブサイト　www.sakurasha.com

の暮らしは昔の人のように日常生活で足腰をたくさん使う筋力があれば腰を立てていられるのですが、足腰を使うことが少ない現代人、さらにNさんのようにほとんど外に出ないで生活している人の筋力では、腰を立てているのがむずかしいのです。

Nさんにはステップ1のおなかをほぐすエクササイズ（133ページ）とステップ3の腰を立てるエクササイズ（141ページ）を紹介すると、内臓が上がってきて、ポッコリ出ていた下腹もすっきりしてきました。

床に座る暮らしについても、上の6歳のお子さんの姿勢が悪く、いつも背中が丸まっていたのが気になっていたそうで、食卓を椅子とテーブルに変えて家族みんなで姿勢をよくしようと決めたそうです。

Nさんの尿もれは、くしゃみをしても大丈夫なくらいに回復しました。

●冷え性、低体温症

デスクワークのOさん（30歳）は、エアコンが効きすぎるオフィスで一日中座りっぱなし。いつも手足は冷たく、しょっちゅう風邪をひいていました。

リモートワークになって家での勤務なら冷えないかと思っていたのに、冷えはあまり変わらなかったそうで、きっと自分は冷え体質なのだと思って、暑い夏でも靴下の重ねばきをしたり、しょうが湯を飲んだり、いろいろ努力をしていました。

冷えで悩む女性は多いですが、冷えのしくみはシンプルです。

体を温《あたた》めているのは体の中を流れている血液ですから、血流がよくなれば冷えは解消するのです。

血液が絶え間なく流れていないと人は死んでしまうので、血液が流れにくい体質などはなく、冷えやすい体質というのも、ありえないのです。

冷えは主に手足など体の末端に感じやすいのですが、それは体の末端に問題があるのではなく、体の中心である骨盤内の血行不良が原因です。

また体温が低いのも同様です。低体温は免疫力低下の大きな原因ですが、特に内臓の温度が低いと低体温になりやすくなります。冷えているのが手先や足先などであっても、原因は内臓の血行不良からくる温度低下です。

そして内臓の温度が下がる原因は骨盤の後傾です。尿もれのところでお話ししたように、骨盤が後傾することで腹筋と背すじで内臓をサンドイッチして支えることができず、内臓が下垂し、骨盤内の筋肉が縮んでいるのが原因です。

そしてもうひとつの冷えの原因は自律神経にあります。

交感神経が優位になりすぎて、自律神経のバランスが崩れるのも冷える原因です。

更年期障害のところでも少しお話ししましたが、副交感神経のある首が前に出て、骨盤が後傾することでもう１ヵ所の副交感神経がある仙骨が丸まり、どちらも副交感神経がうまくはたらかなくなっているのが原因ですから、いずれにしても腰を立てて正しい姿勢になれば冷えは簡単に解消します。

いつも腰を丸めた姿勢のＯさんのおなかは縮んでいたので、ステップ１のおなかをほぐすエクササイズ（１３３ページ）を

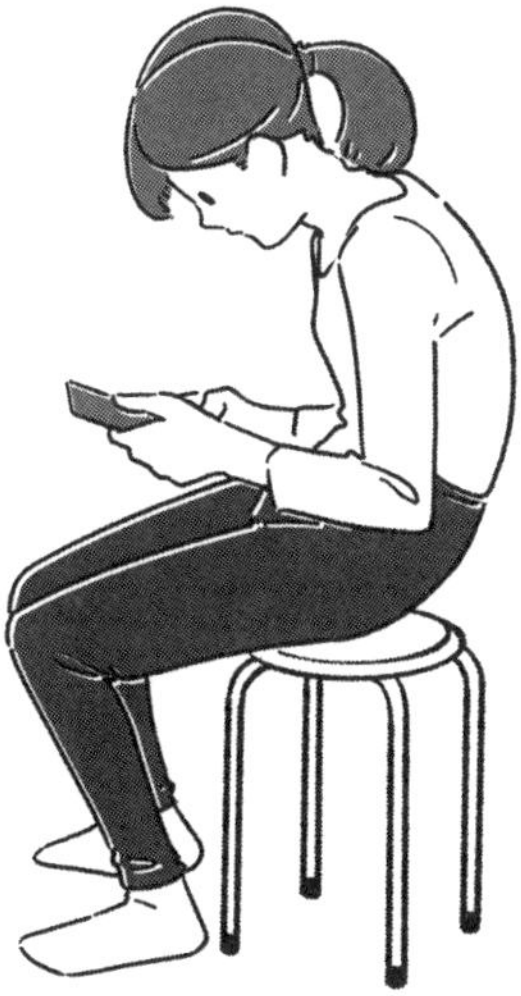

おなかが縮むと冷えやすい

やってみました。

はじめておなかの筋肉をほぐしたOさんは、おなかの筋肉が縮んでいることにはじめて気づき、ほぐしているときも「痛いわねー、でもイタキモです」といいながらやっていましたが、伸ばすエクササイズに入ると「体がポカポカしてきました！」とびっくりしていました。

暑くてもなかなか汗をかかなかったそうですが、ただ足を伸ばすだけの簡単なエクササイズでじわじわと全身から汗が出てきました。

こんなに簡単に冷え性を返上できると思わなかった、とOさんは喜んでいました。

●過食がとまらない

専門学校生のPさん（19歳）は過食に悩んでいました。スナック類をたくさん食べてしまいます。

過食がひどくなったのはやはりコロナ禍がきっかけです。Pさんの普段の姿勢はかなり骨盤が後傾して丸まり、首も前に出ています。

腰や背中が丸まると、内臓が下がり、満腹感を得づらくなります。また、過食の裏には大抵「ゆるみたい要求」があります。Oさんのときにお話しした通り、骨盤が後傾して首が前に出ていると、交感神経が優位になるため、体がリラックスしづらくなってしまいます。そのため過食をすることで神経をゆるませようとしているのです。

Pさんにはまず腰を立てた正しい座り方を説明しました。いつも腰を丸めているPさんにとって、正しい座り方はすごく腰が反っている感覚だったようですが、横から鏡で見てもらうときれいに腰も背中もまっすぐ伸びていることを知って、びっくりしていました。

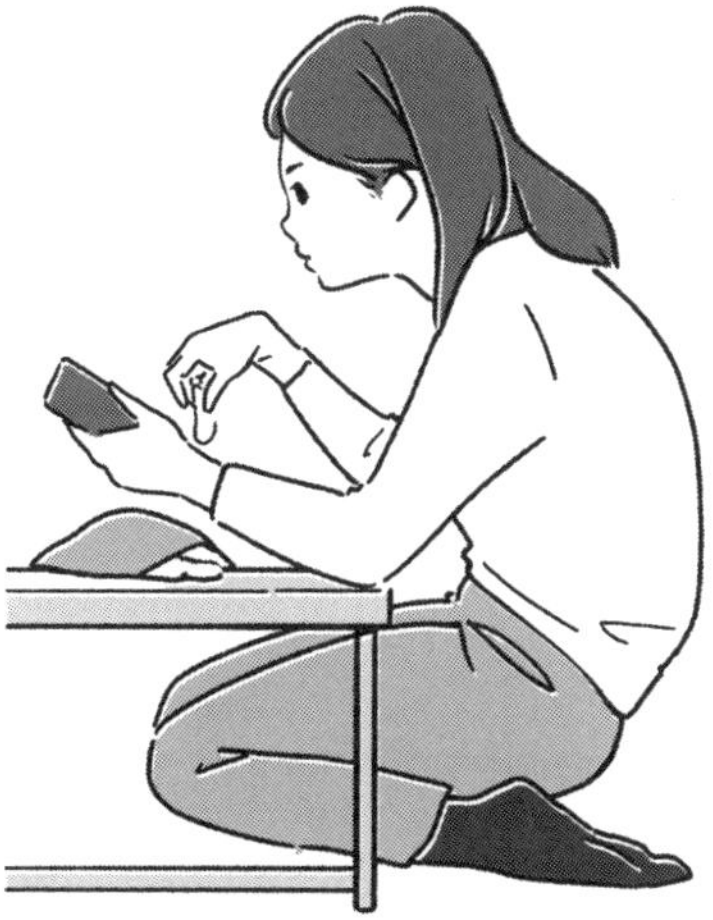

満腹感を得づらい

ステップ3の腰を立てるエクササイズ（141ページ）をやってみると、正しい座り方がすぐ自然にできるようになりました。

満腹感を得られるように、食べる前には伸びをしておなかを伸ばしてもらうようにしました。

そして禁止事項が多いと人は交感神経が優位になりすぎるので、「過食はいけない、ダメなこと、やめなければいけない」と考えるのをやめてもらい、「おなかがすいたら食べよう、おなかがいっぱいになったらごちそうさまにしよう」と考えてもらうようにしました。

また、スマホやパソコン、テレビを見ながら食べることも満腹感がわかりづらくなるので、ながら食べをやめてもらうことと、満足感は満腹感につながるので、食べるときは袋やパッケージから直接食べず、お気に入りの器にちゃんと盛りつけて楽しく味わって食べるようにしてもらいました。

その後、Ｐさんは空腹感や満腹感、何が食べたいか、食べたくないかがはっきりしてきて、過食傾向が収まってきたそうです。

●不妊をなんとかしたい

２年前に結婚したＱさん（35歳）は赤ちゃんを望んでいますが、なかなかやってきてくれません。不妊治療をそろそろ始めようか、という頃にスタジオに来てくれました。

若い頃から生理不順で、年に数回しか生理がなかったというQさんは座ったときの骨盤がかなり後傾しています。

骨盤が後傾すると、生理痛になるだけでなく、骨盤の中の血流が滞《とどこお》るため、卵巣のはたらきも低下し、生理不順や不妊につながりやすくなります。

私のスタジオには不妊の方が多く訪れますが、１００％に近い方に骨盤後傾があります。

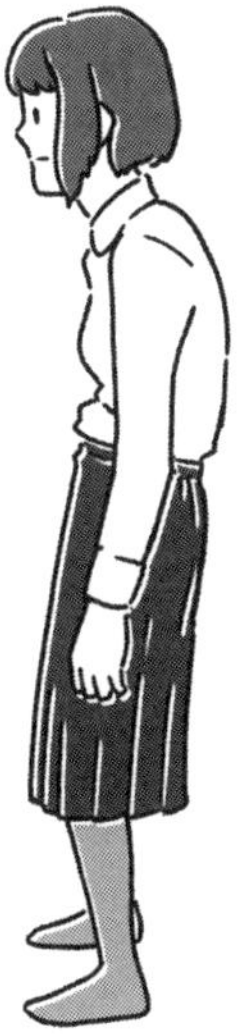

骨盤内の血行不良

まずQさんには「本当はこうやって座るんですよ」と、正しい姿勢を教えてあげると、「こんな座り方はしたことがない」といっていました。

Qさんに限らず、ねこ背はいけないこと、背すじを伸ばしなさい、と小さい頃から親や先生からいわれてきたものの、正しい姿勢はどういう姿勢かは誰も習うことはありません。これ自体がおかしなことだと私は思っています。

学校の教科で正しい姿勢や体の使い方を学ぶことができたら、不調やケガがかなり減ることは間違いありません。それを実現することは私のひそかな野望でもあります。

Qさんには骨盤内の血流を改善させるためにステップ1のおなかをほぐすエクササイズ（138ページ）とあわせて、ステップ2の体を伸ばすエクササイズ（133ページ）を紹介しました。このエクササイズは股関節の動きをよくする効果があります。

股関節は卵巣《らんそう》に近いため、股関節の動きがよくなると、卵巣の血流がとてもよくなります。さらに股関節の動きがスムーズになると、歩きやすくなり、歩いたときに首が前に出にくくなるのです。

歩くのが気持ちよくなったQさんはウォーキングが習慣になり、気がつくと生理周期が整ってきました。赤ちゃんがやってくるのはそう遠いことではないと思っています。

第2章

スマホ姿勢でメンタルがやられる！

メンタルがやられるわけ

●心を元気にするには

整体の施術からスタートして、からだレッスントレーナーをしている私ですが、もともとは「体をよくする」というよりも「心の健康」に興味がありました。

心理学や心理療法もいろいろ勉強しましたが、そこで気がついたのは「心を元気にするためには体が大切」だということです。

体の使い方と心の関係には法則があります。たとえば、言葉が違っていても世界中どの民族も、怒っているときの顔、うれしいときの顔、悲しいときの顔は同じです。うれしいときに怒った顔をする民族はいないのです。

表情というのは顔の筋肉の使い方なので、うれしいという感情のときにはたらく筋肉はすべての人に共通しているのです。

もし顔の表情が固まって、笑顔ができないようになると、人はうれしい気持ちや、楽しい気持ちを持ちづらくなってしまうのです。

日々のレッスンの中で、こうした心の状態や思考パターン、感受性など、メンタルと体の状態や使い方の関係を長い間研究してきました。

スタジオのコンセプトも「活《い》き活きと人生を楽しめる体づくり」です。ただ不調を改善するだけではなくて、つらいことがあっても前向きに乗り越えられるメンタルを持てる体づくりや、幸福感を得られる体づくりなどを提案しています。

その中で姿勢とメンタルの関係性についてはたくさんの発見がありました。

特にスマホ姿勢のような、首が前に出ることと骨盤が後ろに傾くことは、メンタルのトラブルと大きな関わりがあったのです。

●「目線」と「視野」に注目

目は「表出した脳」といわれ、目の動きや視線は脳のはたらき、つまり思考や感受性と密接な関係があります。

人間は目線が下を向くと、脳はネガティブな発想をしやすくなり、気持ちが落ちやすくなります。

首が前に出ると目線は自然と下を向きますが、手もとを見るスマホでは、さらに目線が下を向きやすくなってしまいます。

では試してみましょう。

思い出すとちょっと気持ちが重くなるようなことを1つ思い出してみてください。

まずは目線を下にして思い出します。

その次に、頭を背骨の上にのせ、背すじを立てて目線を正面よりちょっと上にしてもう一度思い出します。

おそらく目線を上げると、ネガティブな気持ちに集中できなくなるのだと思います。

実際に悩みがあってもなくても、体の状態や目線ひとつでこんなにも変わってしまうのです。

そして視野です。物事の「視野を広げる」というのは、言葉のたとえではなく、実際に広くものが見える目の状態になると、気持ちや脳のはたらきとしても物事を広く見たり、考えたりできるようになります。

たとえば視野を広げるために海外に行くなどいろいろな経験をするチャンスがあったとしても、目の使い方に制限があると、世界の広さや大きさやさまざまな人種の違いなどに気づいたり受け入れたりすることができず、その経験をなかなか生かすことができません。実際に海外に留学しても、何も吸収できなかったという人も多いと思います。

こちらも試してみましょう。

頭を前に出したときと、頭を背骨の上にのせたときのものの見え方を両方試してみてください。視野の広さの違いがよくわかると思います。

視野が狭くなると選択肢が少なくなります。悩んでいるときの解決策が見つけづらくなります。

人生には白と黒以外にもグレーだったり、黄色だったり、ピンクだったり、正解がたくさんあるものです。

視野が狭くなると白と黒以外の正解に気づかなかったり、受け入れられなかったりしてしまいます。

たくさんの情報が詰まったスマホ。本当は視野を広げるためのすばらしいアイテムなのに、姿勢によってそれに気づけなかったらもったいないですよね。

そして視野というのは幅の広さだけではありません。奥行きも大切です。

近くが見える、遠くが見える、ではなくて、近くから遠く、遠くから近くがなめらかに見えるのが奥行きです。

奥行きを見る目の使い方が上手になると、いまの自分と、やりたいこと（＝目標や目的）までのプロセスがちゃんとわかるようになります。

これが苦手だと、やりたいことをイメージしてもその目標までどうやってたどり着いたらいいかというプロセスがわからないのです。

プロセスがわからないと妄想《もうそう》で終わってしまったり、「どうせ無理」だと思ってあきらめてしまったり、がんばって行動してみても、やっていることがちぐはぐでいつまでたっても目標にたどり着く感じがしない、ということになりがちです。

プロセスの中にはとても大きな学びがあります。何か目標に向かってがんばったとき、それが達成できたかどうかよりもそのプロセスからの学びのほうがずっと大きく、その後の人生に生かせる経験が詰まっています。

これも自分の状態を知るために試してみてください。

首を前に出して手前のものから遠くのものまで、目を行き来させます。次に頭を背骨の上にのせ、背すじを立てて同じようにやってみると、視線の伸びに違いがあるのがわかると思います。

背すじを立てても視線が伸びづらい、引っかかる、と感じる人はもうすでに目の筋肉が固まってきてきているサインです。

スマホを見るときだけでなく、背すじを立てて頭をその上にのせてものを見るようにしていると、自然と目の筋肉の動きがよくなってきます。特にときどき遠くを見るようにすると回復が早いでしょう。

●「自分」という感覚

腰を立てて、頭が体の軸の上にある姿勢になると、人は「自分」という感覚（アイデンティティ）がはっきりします。

自分の意志を持ちやすくなり、またその意志に対して責任ある言動がとれるようになります。

ところが、頭が前に出て、骨盤が後ろに傾いてしまうと、「自分」の感覚が薄くなり、いろいろな情報やまわりの意見に流されやすくなったり、責任のない言動をとってしまったり、責任のあることを回避したり、責任転嫁したりするようになってしまう傾向があります。

これもぜひ試してみてください。

腰を立てて、頭を背骨の上にのせた姿勢で「私は○○（名前）です」といった感じと、腰を後ろに傾けて頭を前に出して「私は○○です」といった感じ。「私」の感覚が全然違うのがわかると思います。

スマホ姿勢で頭を前に出した状態で、スマホを一日中見ていると、自分がなくなり、どんどんスマホの中の情報の世界に引きずりこまれてしまったり、ＳＮＳで無責任な言動をとりやすくなったりするかもしれません。

だからこそ、スマホを扱うときには姿勢がとても大切なのです。

●「いま」という感覚

私が体とメンタルの研究を通じて気づいたことの中に「体の軸と時間の関係」があります。これがとてもおもしろいのです。

腰を立てて、頭を背骨の上にのせた姿勢をすると、体に軸が通った感覚が生まれ、「自分」という意識がはっきりするのと同時に「いま」という感覚が強くなるのです。過去にいろいろなことがあったし、未来に対して不安はあるけれど、自分はいま、無事にちゃんとここにいる。つまり、未来や過去に引きずりこまれない状態にいると、心はとてもおだやかになり、安心感に近い感覚を持つことができます。

ここでも試してみてください。

首を前に出して背中を丸めて「いま私は大丈夫」といってみましょう。
きっと「いやいやちっとも大丈夫じゃないし、これからも大丈夫じゃない」と思ってしまうのではないでしょうか。

いまよりもこれからの不安のほうに気持ちが膨《ふく》らんでいくのがわかります。

次に腰を立てて、頭を背骨の上にのせた姿勢で「いま私は大丈夫」といってみましょう。

本当に大丈夫な気がした」と感じる人もいるでしょうし、「完全に大丈夫とは思えないし、これからのことに不安はあるけど、まあ何とかやれるかな」と感じたり、首を前に出していたときよりも不安感が減っていたり、未来への不安が膨らまないのがわかると思います。

スマホを不安解消のツールにするには

ここで私たち誰もが持っている「不安」という感情についてお話ししましょう。

不安は時間の感覚があるからこそ発生する感情です。過去にこんなイヤなことがあった、という過去の記憶があって、その経験や教訓から「だからこういうことが起こるかもしれない」という未来への不安が生まれるわけです。

そして、未来への不安という気持ちがあるからこそ「このままではいけない、何とかしなければならない」という気持ちが起こり、未来に備えるという考え方や行動をするようになって、文明は発達してきたのだと思います。
このままでは食料が尽きてしまうかもしれない、という不安を解消するために、畑や田んぼをつくり、食料を備蓄するようになりました。文化の大きな産物である「電気」という便利なものができたのも、根底にあるのはきっとさまざまな不安や焦《あせ》りのような気持ちからだったのではないかと思います。

このように不安とは決して悪いだけの感情ではなく、行動を起こすための大切な原動力になっているのです。ただ、不安な気持ちに引きずりこまれてしまうと、逆に身動きがとれなくなってしまいます。不安とうまくつきあうためには正しい姿勢が大切なのです。

私たちは不安が大きくなると、何とかしなければならない、どうしたらいいのだろう、と思うので情報を収集したくなります。そして安心感を得るために人とつながりたくなります。
つまりスマホは不安を解消するために最適なツールなのです。そのことをコロナ禍で多くの人が感じたと思います。

何もわからない、得体の知れないコロナウイルス感染症という新しい病気に対する不安と恐怖の中で、誰とも会えない隔離された生活を支えてくれたのはスマホです。その半面、スマホに依存して、スマホの中の膨大《ぼうだい》な量の情報やSNS上の人間関係に振りまわされ、むしろ不安を大きくしてしまった人も多かったと思います。それはスマホのせいではなく、スマホを見る姿勢のせいと考えられます。

首が前に出てしまうと「いま」よりも「未来」のことや「過去」のことに意識が向きやすくなってしまいます。

さらに首が前に出ると目線が下を向いているので、ネガティブな未来や過去に意識が向きがちです。

未来や過去のことを考えるのは大切ですが、それは「いま」とつながっていてはじめて意味があることです。

スマホ姿勢のままでいると、いまこうして無事でいられるのに過去の失敗やトラウマなどのつらい体験の中にばかりいたり、いまがとても満たされていて幸せだとしても、そこに目を向けて感謝したりせずに未来の不安にばかり気持ちを向けてしまう。

いまの幸せに気づけないことは、とてももったいないことだと思います。

未来は一瞬一瞬の「いま」の積み重ねでできています。「いま」自分のいるところ、状況をしっかり感じて、「いま」できることにベストを尽くせば、いい未来は必ずやってきます。そのためにも姿勢を変えて、体の軸を立てて、「いま」を積み重ねていきましょう。

心の不調と解消ポイント

●姿勢が変わると気持ちが変わる

「ネガティブな発想はやめよう」「神経質になるのはやめよう」など、自分の心の持ち方を自分の意志でコントロールすることはとてもむずかしいと思います。

でも、スマホ姿勢を変えると気持ちを変えることが自然とできるようになるのです。

メンタルトラブル解消のための基本姿勢は、いままでお話ししてきた通りの「腰を立てて、頭を体の上にのせること」です。

それに加えてそれぞれのトラブルに合わせてちょっと工夫をすると効率的なプラスポイントがありますので、それを紹介していきましょう。

気持ちが落ちこみやすい

「気持ちがどうも落ちこみやすい」「常にプチうつ気味」という人には姿勢の改善が効果的です。

気持ちが落ちこみやすい体の1つ目の条件は**目線が下がること**です。

スマホを見るときは下を見ることが多いので、楽しい動画を見ていても、気持ちが上がることはあまりなく、おもしろい動画を見て大笑いしていても、すぐに笑顔が消えてしまいます。そのためまた笑える動画を探す、という繰り返しになりやすいのです。

スマホ姿勢が定着して背すじが丸まるようになると、いつも目線が落ちていて、気持ちが上がりにくくなります。

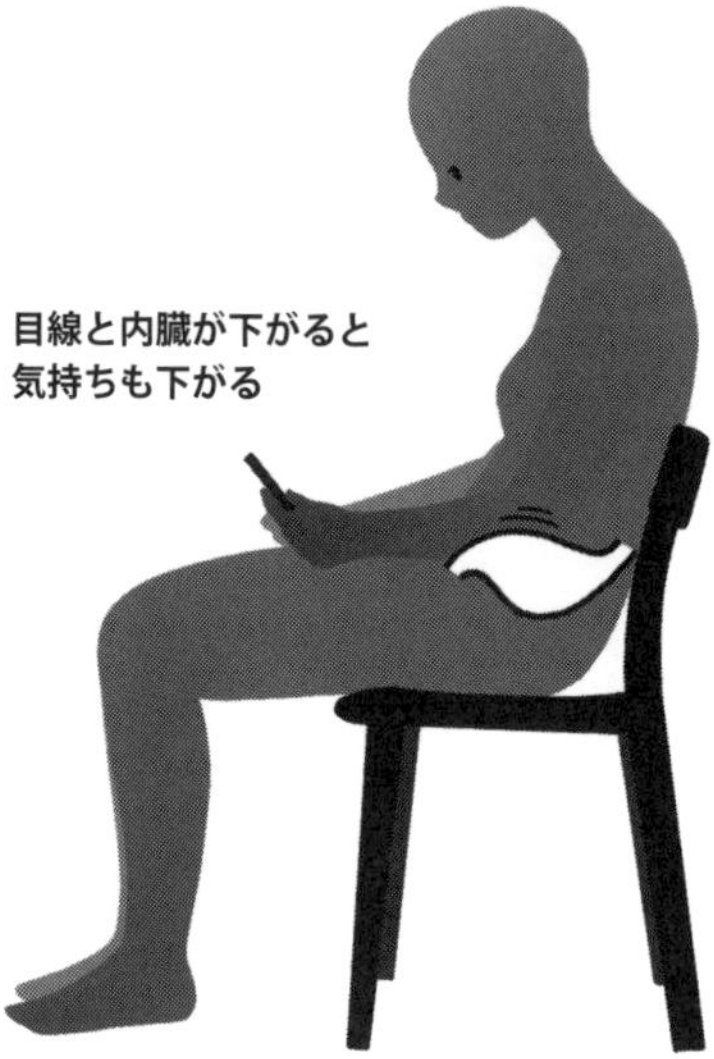

目線と内臓が下がると
気持ちも下がる

2つ目の条件は**内臓下垂《かすい》**です。内臓が下がって下に引っぱられると、気持ちも上がりづらくなるのです。

尿もれのところでお話しした通り、骨盤が後ろに傾くと、内臓を支える筋肉が使えなくなるため内臓が下がります

さらに背中が丸まると、腹圧が上から下にかかるため、さらに内臓を押し下げてしまいます。

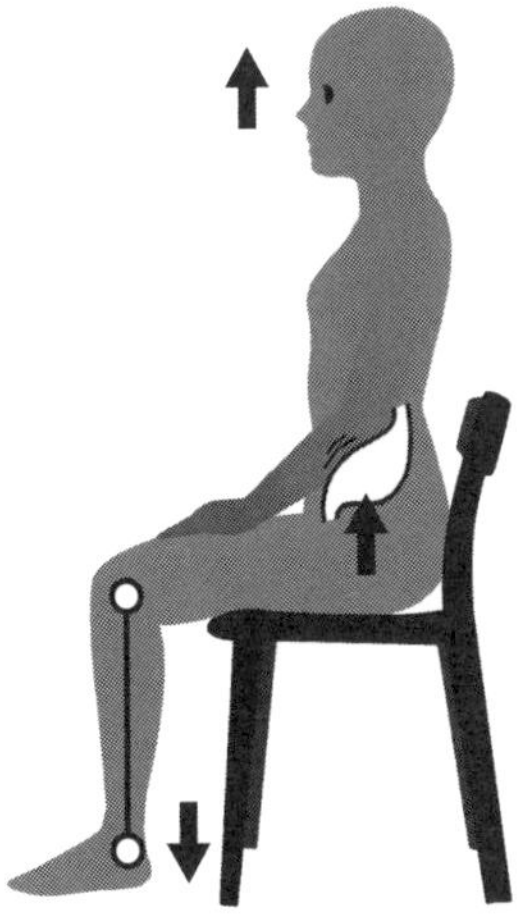

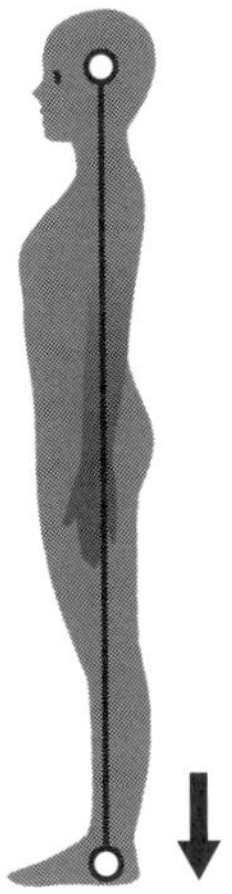

気持ちが落ちこみやすい人のプラスポイントは「下半身の使い方」です。腰を立てるのにプラスして、地面を踏んでください。

背すじを伸ばすと目線は上がり、腰を立てると、腹筋と背すじが内臓をしっかり挟んでくれるので内臓が下がらなくなりますが、すでに下垂している場合は**地面を踏むと反作用で内臓が持ち上がってくる**のです。

座っているときは、膝《ひざ》の真下にかかとがあるようにして足の裏全体を床にぺたっとつけるようにします。

立っているときはかかとの上に頭がのる位置に重心を置いて、膝を伸ばして地面を踏むような気持ちでしっかりと足の裏をつけます。

視線と内臓を上げて、気持ちを上げていきましょう。

●情報に翻弄されやすい

スマホの中には膨大な量の情報があります。

それは私たちを救ってくれることもありますが、何が正しいのかを一生懸命調べていたら「こっちではOKで、こっちではNG、どっちが正しいの？」と、情報に振りまわされてクタクタになってしまうこともありますよね。

こんなときにも姿勢を正してみましょう。

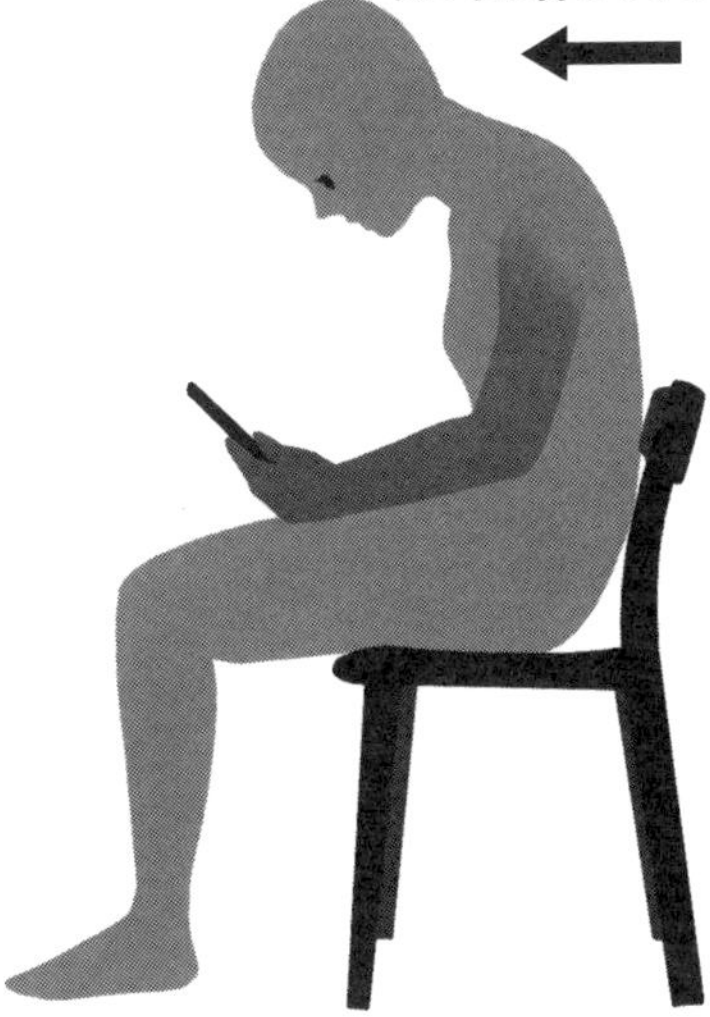

情報に翻弄《ほんろう》されやすいときの姿勢のプラスポイントは「**頭を出さないこと**」です。

頭が前に出ると、スマホの中に自分が持っていかれてしまうのです。

腰を立てて足の裏を床にちゃんとつければ頭は前に出づらくなります。頭が前に出ないと、情報は情報、私は私、という距離が自然にとれて、情報を冷静に客観的に見ることができます。

それでも気がつくと頭が前に出てしまっている場合は、寄りかかるように**後頭部を壁につける**とうまくできます。**仰向けに寝てスマホを見る**のも頭が前に出ないので効果的です。

これはスマホでなくても、テレビでもパソコンでも、人の話を聞くときも同じです。テレビショッピングやネット通販にはまったり、悪徳商法にひっかからないようにするためにも応用できますよ。

頭を壁につける

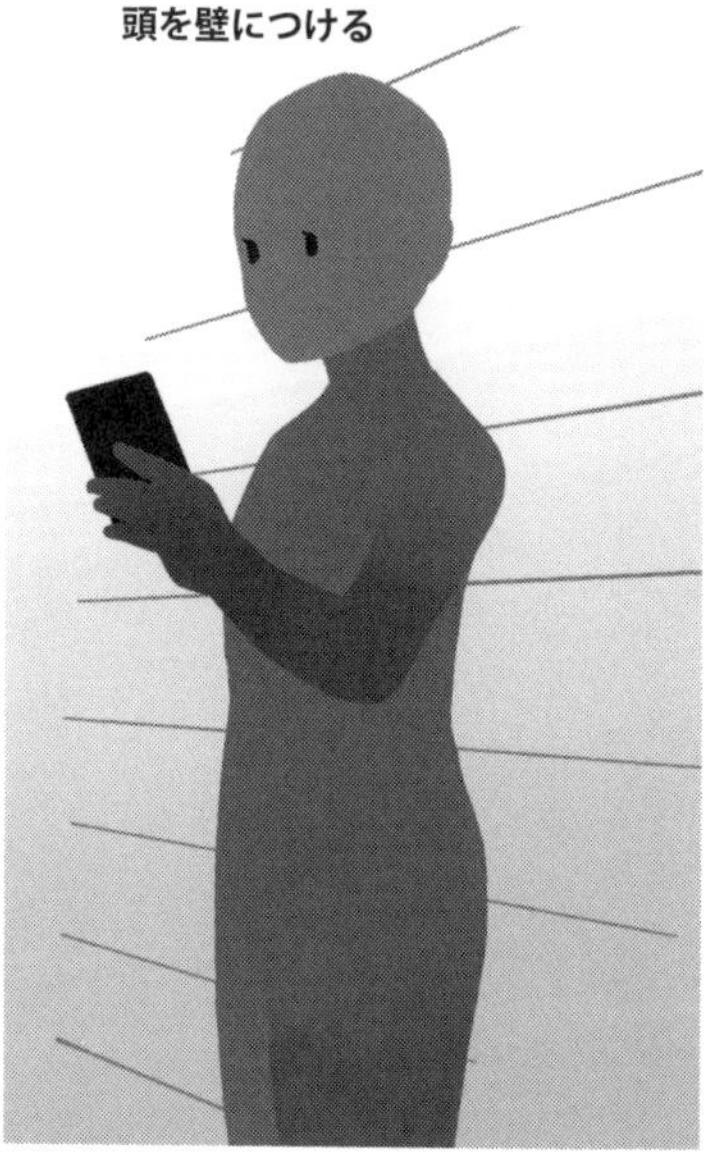

仰向けに寝て見る

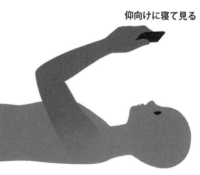

スマホは、テレビやパソコンを見ているときより頭が前に出やすいので、情報に持っていかれやすいツールです。姿勢に気をつけましょう。

●やる気が出ない

やる気はおなかの力です。おなかの力が抜けると、とたんにやる気がなくなります。おなかの力というのは筋肉でいえば腹筋です。レッスンでも「私は腹筋がつきにくい」「腹筋が弱いんです」という相談をされることがよくありますが、それは生まれつき弱いわけではなく、体の使い方の問題です。

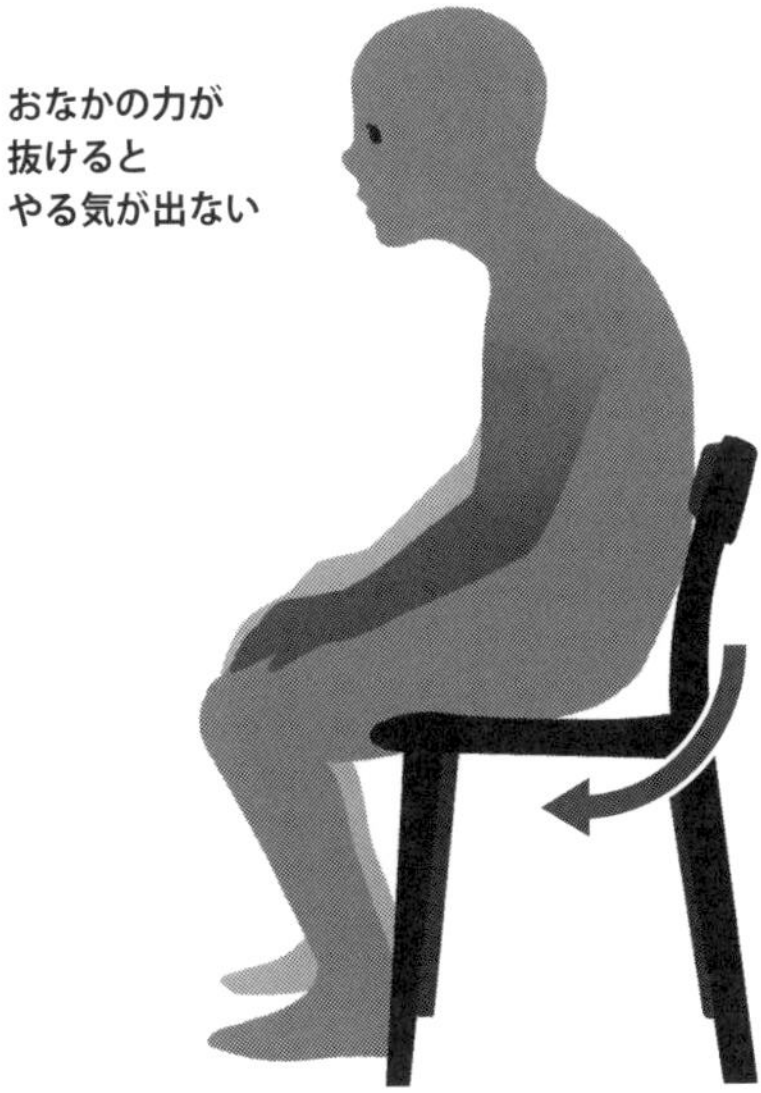

骨盤が後ろに傾くと、腹筋は縮んでしまうので使えません。腰を立てていれば腹筋は自然に使えるので、トレーニングをし

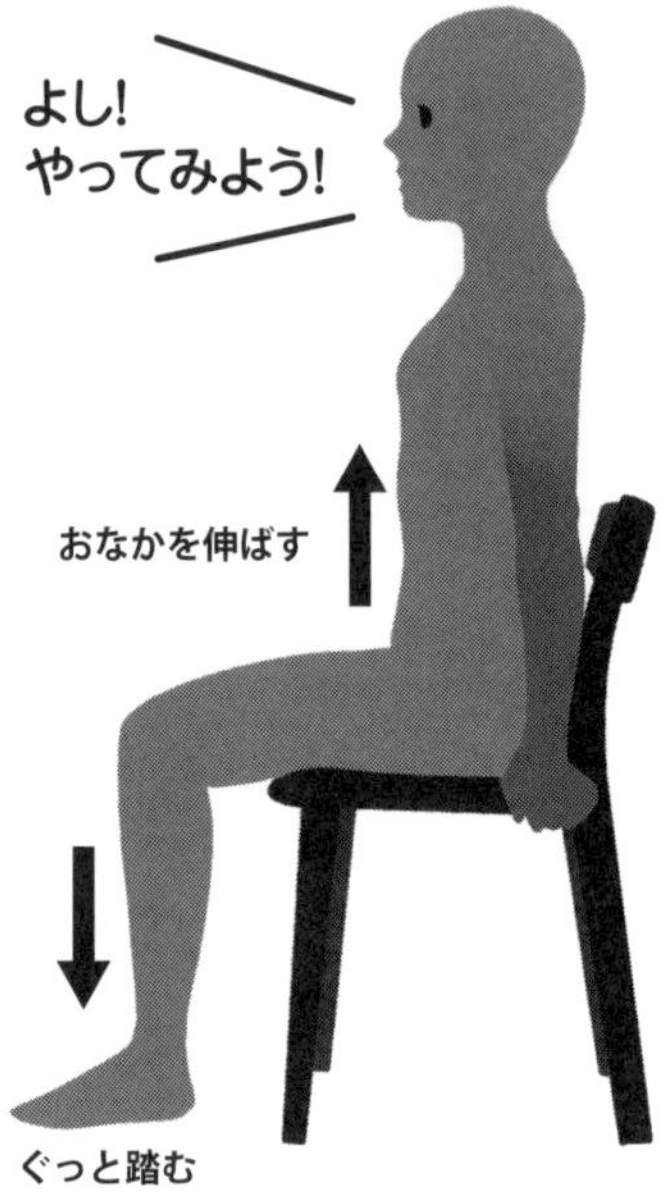

なくてもついてきます。

もうひとつは、腹筋のトレーニングのやり方の問題です。

腹筋は、下は恥骨《ちこつ》から上は肋骨《ろっこつ》までの間、縦に長くあります。

昔からよくある、「仰向けになって膝を立てて上半身を起こす腹筋の筋トレ」は、おへそから上のほうの腹筋を鍛えるタイプのトレーニングです。

ここでいう、やる気と関係がある腹筋はおへそから下の腹筋なので、この腹筋のやり方では鍛えられるどころかかえって縮んでしまうため、いくら鍛えてもおなかの力はつきません。

やる気が出ないときのプラスポイントは「**おなかをよく伸ばすこと**」です。

腰を立てればおなかは自然と伸びますが、さらにぐっと地面を踏みながら伸びをするとおなかが伸びてしっかりしてきます。

やる気が出ないなと感じたときは、**腰を立てておなかを伸ばして地面をぐっと踏みながら「よし！　やってみよう！」と声を出してみる**と、行動に移しやすくなります。

●物事が続かない

どちらかというと気持ちはポジティブで、興味のあるものはいろいろある、やりたいことは即やってみるタイプだけど、なぜか長続きしない、すぐに別のものに興味が移ってしまう、というときも姿勢の改善が役立ちます。

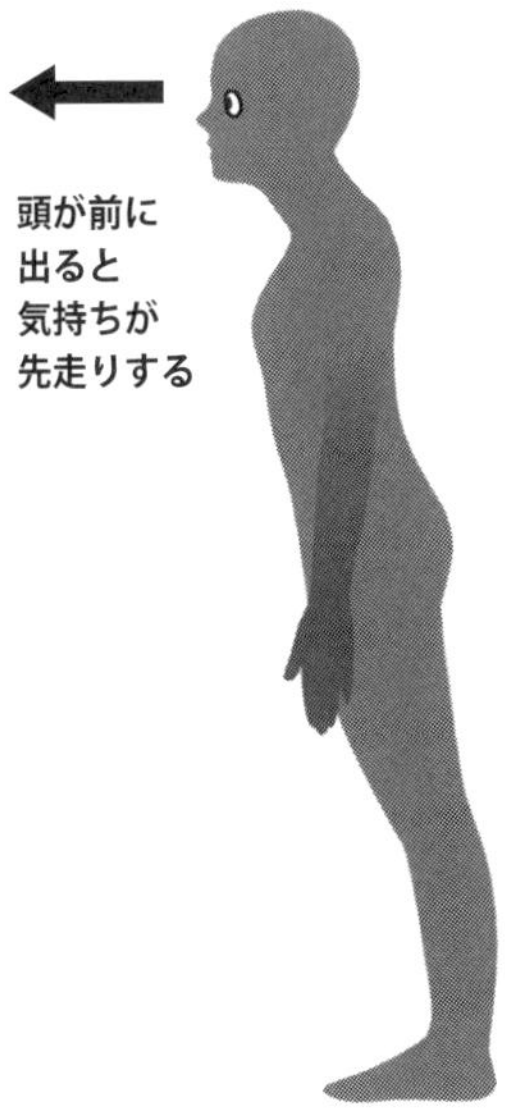

このタイプの人は、一見姿勢がよさそうに見えます。背中は丸めず、胸を反《そ》らせたような姿

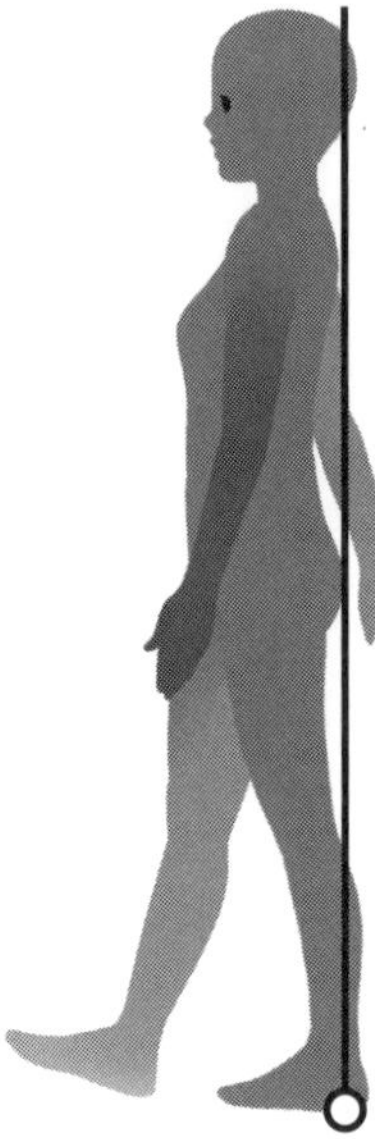

勢です。自分自身でも姿勢を少し意識している人が多いです。

ところが横から見てみると、背すじを伸ばして胸は反っているけれど、上半身がまるでお辞儀をしているように少し前に傾いているのです。

上半身が前に出れば、頭は前に出てしまいます。

頭は前に出るけれど、背中が丸まっていないので、目線は下がらず、気持ちはポジティブです。

でも頭が前に出ると、気持ちは先へ先へと行ってしまいます。

興味を持ったものはすぐにでも始めますが、またすぐに次の興味へと移ってしまう、熱しやすく冷めやすいタイプといえるかもしれません。

じっくりと腰を据《す》えて物事を続けるためには、その言葉の通り「腰を据える」ことが大切です。

腰を立てて頭をその上にのせましょう。

このタイプの人のプラスポイントは「**かかとに重心をのせること**」です。

頭が前に出ていると、いつもつま先に重心が行ってしまいます。つま先に重心があると、どんどん前に行きたくなってしまうのです。

立つときはかかとに、そして歩いているときは、後ろ足のかかとに頭の重さを感じていると、自然と頭が前に出なくなり、先へ先へと行ってしまう思考が落ち着いて、「いま」にいることができるようになります。

●何でも悪くとらえてしまう

いいものを見ても「こういうところはきっとダメ」と悪くとらえてしまったり、いいことをいわれても「これはきっと裏がある」と感じてしまったり、物事を悪いほうにとらえてしまいがちなメンタルだと、何をやっても楽しく感じられなくなってしま

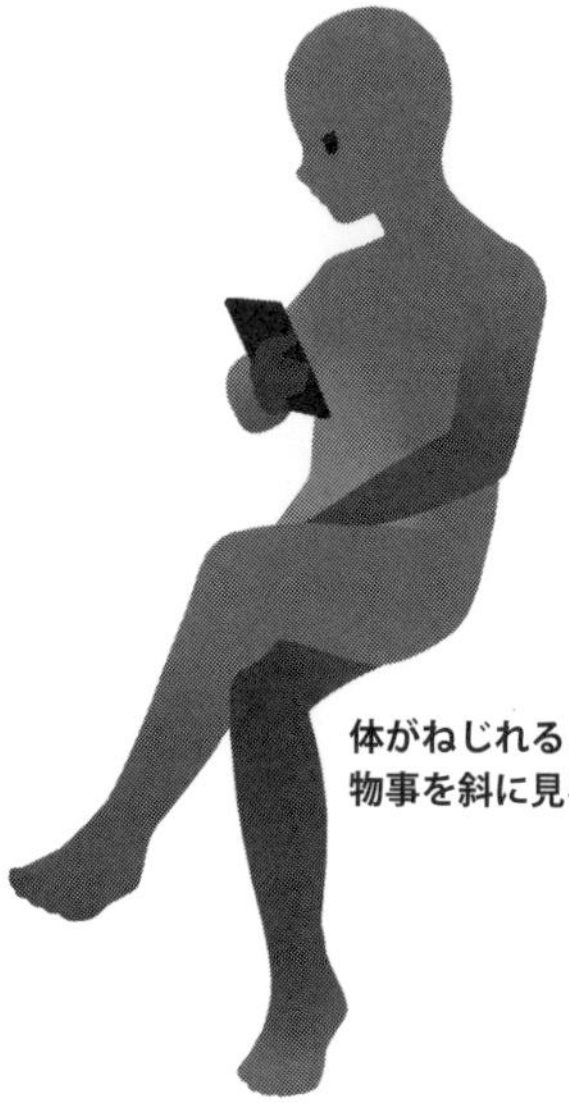

体がねじれると
物事を斜に見る

いますよね。

これも姿勢と大きな関わりがあります。

人間の体は左右の重さが非対称のため、骨盤が後ろに傾くと、左側に重心がのり、体がねじれるようにできているのです。

体がねじれると、物事を正面からまっすぐに見られなくなり、言葉通り、いつも「斜《しゃ》に構えて」物事を見るようになってしまいます。

さらに頭が前に出ると、いまという現実よりも「きっとこうなる」という想像や妄想がはたらきやすくなり、目線も下がるので、ネガティブな方向に想像が向かいがちになります。

こんなときのプラスポイントは、腰を立てて頭を背骨にのせる基本の姿勢とあわせて、**「左右のお尻に均等に体重をのせて座ること」**。左にのった体重を右にのせる、というよりも、骨盤を立てると自然と左右が均等になり、目線も自然と上がって、正面に向くようになります。

余談ですが、実はこのねじれ姿勢、思春期に多いのです。

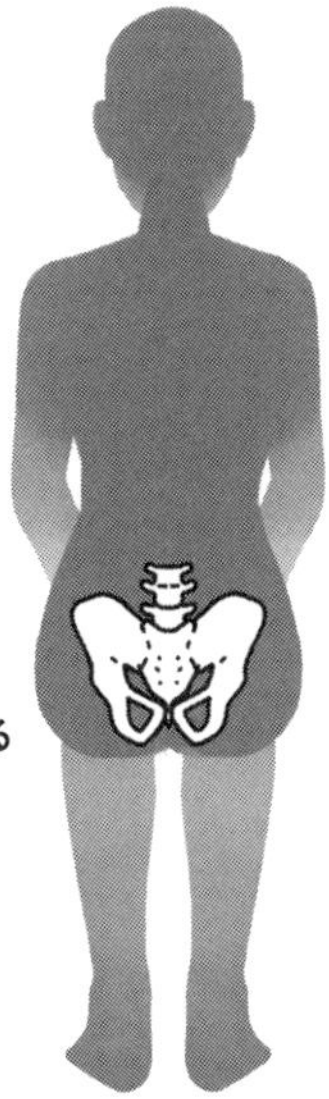

思春期になると、自分が生きている世の中の大きさに気づきはじめます。

世の中の広さを知ってみたいけれど、少し怖いので自分を消してちょっと観察したい、という気持ちになるのですが、そういうときにこういう姿勢になります。

でもスマホ姿勢がしみついて、この姿勢から脱しきれずにずっとそのままではつまらないですよね。

●何をやっても楽しめない

何をやっても楽しめないと感じるときこそ、姿勢を変えてみましょう。

楽しむための最大のプラスポイントは「楽しもうとする自分の意志」です。まわりに楽しませてもらおうと思っていても楽しむことはできないのです。

そして自分がいまここにいる感覚を持つことも大切です。

骨盤が大きく後ろに傾くと、本来は軸（＝自分）のあるところよりも後ろに体があるので、傍観《ぼうかん》モードになります。

楽しみを感じるのは自分ですから、**傍観モードでいると自分がそこにいない、つまり楽しみを感じづらくなる**のです。

自分の意志を持つためには腰を立てることが必要です。軸を立てて自分がいまここにいる感覚を持ちましょう。

腰が立てば背すじも伸びて目線も上がり、思考もポジティブになります。
また視野も広がるので、楽しめるものを見つけるチャンスも広がります。

●責任を負うのがイヤ

「責任のあることをするなんてイヤ、誰だってそうでしょ？」と思っている人は多い

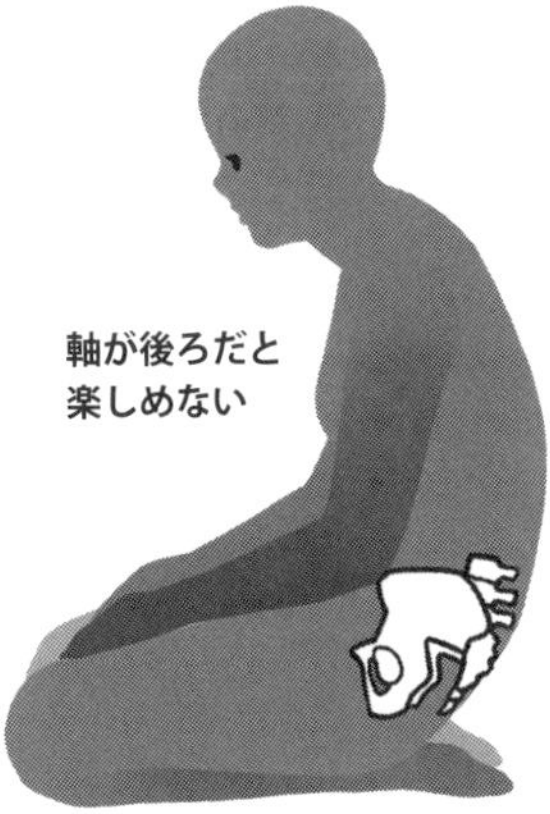

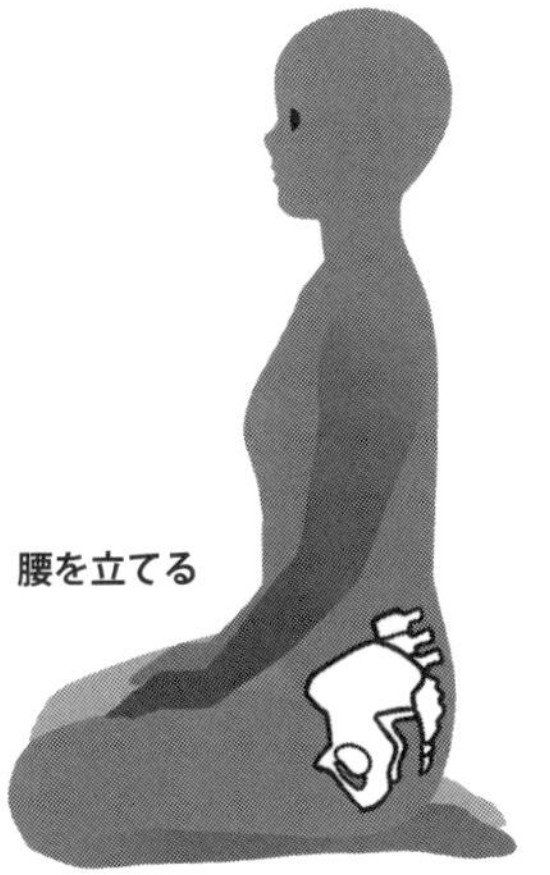

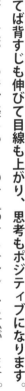

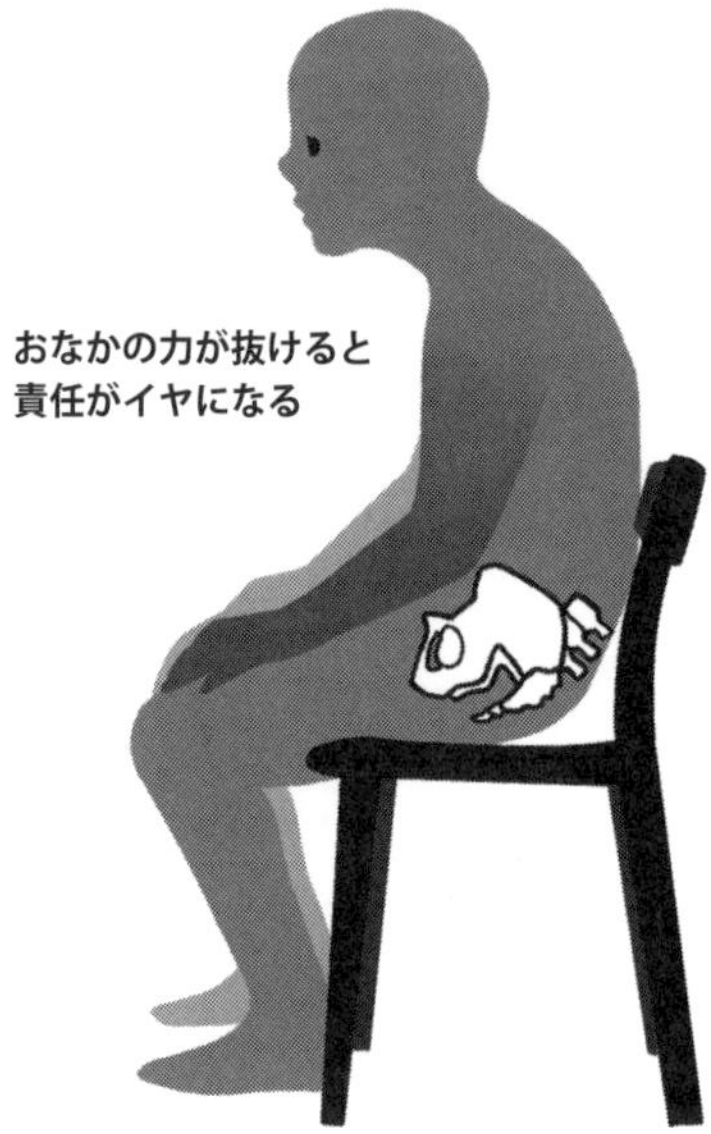

かもしれませんが、責任のあることをやるのがイヤ、というのは、人生の楽しみを小さくしてしまうことだと知っていますか？

実は「責任」と「自由」は同義語なのです。自由とは「自分の責任でやる」という意味です。好き勝手にやることが自由ではないのです。

責任を誰かに負ってもらうということは、その人の言うことを聞かなければならない、つまり自由にはなれないということなのです。

自由はそのイメージ通り広がりがあります。自分の世界や選択肢を広げることは、人生を楽しむためにとても大切なことです。責任を負うことを避けると自分の人生は狭くなってしまいます。

責任を負うことがイヤだと思えるのも姿勢のせいです。

責任は「腹を決める」という表現通り、おなかの力です。腰が後ろに傾いて丸まると、おなかの力が抜けて腹が決まりません。

腹を決める、というのは実際にはおへその下（＝丹田《たんでん》）に自然と力が集まる状態のことをいいます。

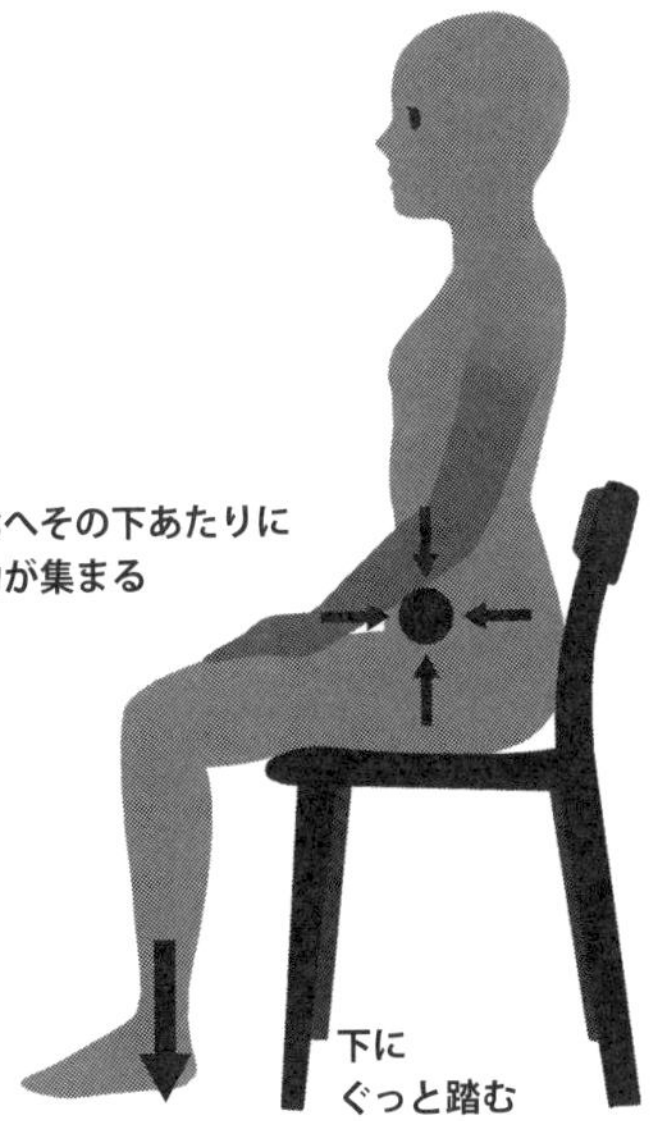

集まるといっても縮めるわけではありません。**腰を立てて、地面をぐっと踏むと、丹田に力が集まる感じがわかる**と思います。

責任を担うことを受けいれるためのプラスポイントは「**おなかに力を集めること**」です。そのためには姿勢を正して、地面をぐっと踏んでみましょう。

最近はＳＮＳでの無責任な言動で人を傷つける事件がたくさん起こっています。そうした言動を避けるためにも、ネット上で発信するときは正しい姿勢が大切です。

●トラウマから解放されたい

トラウマとは過去に受けた心の傷で、いまもそれに支配されている状態のことです。いまがどんなに幸せであろうと、いまはどんなに満たされていようと、いまがどんなに安全であろうと、その過去の記憶のほうが強く感じられるのがトラウマです。

そんなときも姿勢を変えてみましょう。

トラウマから解放されるためのプラスポイントは「**軸の意識を持つこと**」です。

前にお話しした通り、体の軸は「時間」と密接な関わりがあります。

体の軸を立てると「いま」に自分がいる感じが強まります。過去のトラウマはすっかり消えるわけではないけれど、その出来事に持っていかず、客観視できるようになるのです。

そして人間はとても不思議で、トラウマはイヤなもの、イヤだけど私たちを支配しているもののように感じますが、どこかでトラウマの中に入っていたいという自分がいるのです。

思い出したくないはずなのに、あえておなかを丸めて首を前に出してトラウマを感じたことはありませんか。

トラウマだけでなく、過去の経験からの学びは大切ですが、もっと大切なのは「いま」です。

一瞬一瞬のいまがつながることで、未来はできています。

充実したいまを生きることが楽しい未来へとつながるのです。

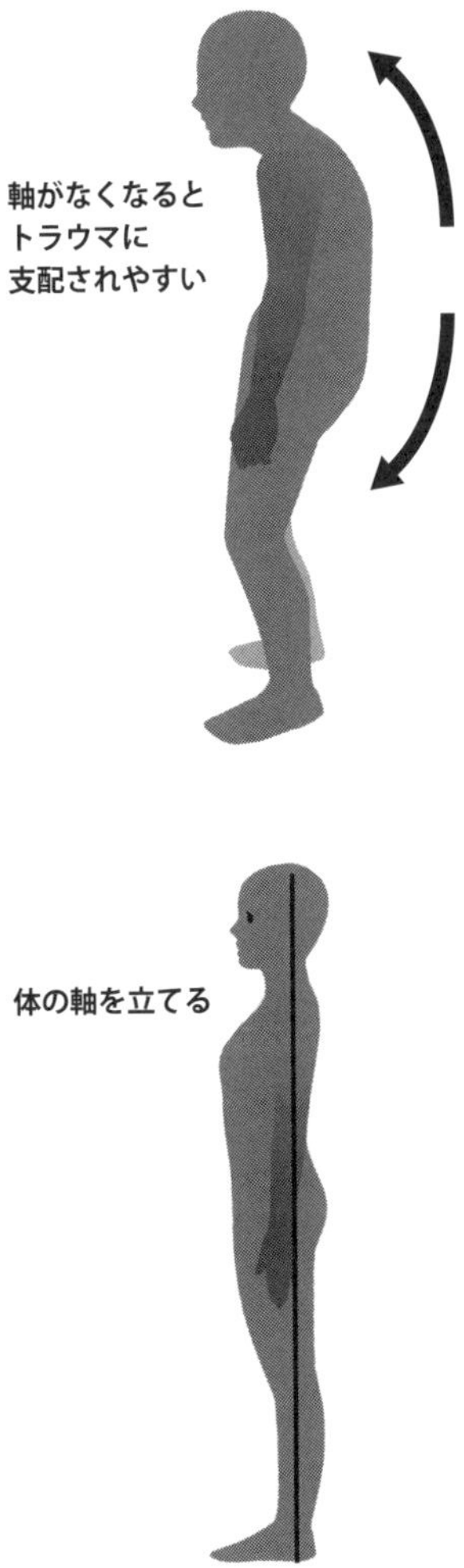
軸がなくなると
トラウマに
支配されやすい
体の軸を立てる

ついつい言いすぎる、口を出したくなる

姿勢は気持ちを変えるだけでなく行動も変えてくれます。

「子どもやパートナーについつい言いすぎてしまう、口出ししたくなってしまう」というお母さんの姿勢は、首や頭が前に出

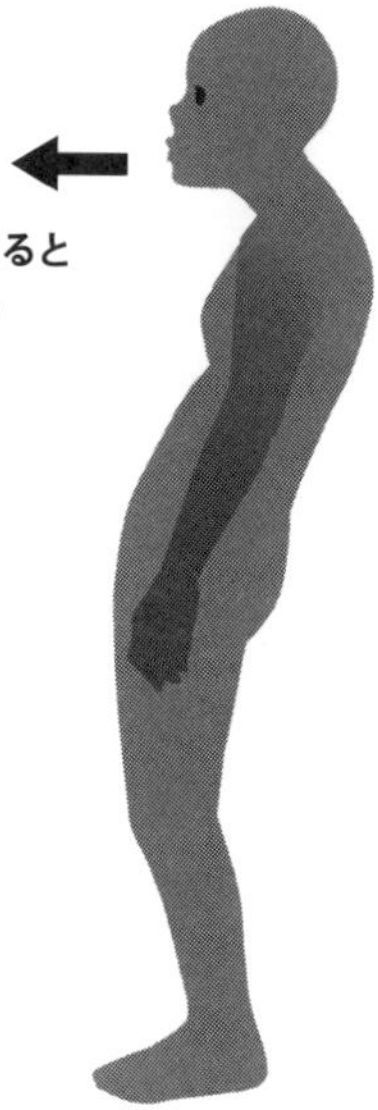

ているだけでなく、本当に口が前に出ています。

子どもに限らず、何かをする前に先回りをして口を出されると、人はやる気をなくします。

やる気は本人の意志でしか発揮できないのです。よかれと思って手伝ったことや助言が相手のやる気や自発性を奪ってしまうことがあるのです。

「でもうちの子は先回りして言わないと何もやらないのよ！」と思うかもしれません

が、それは、自発性を奪うような接し方をしてきた結果です。反省して、ここから切り替えていきましょう。

背すじを立てて頭を出さないようにしていても、気がつかない間に頭が前に出ていることはよくあります。

特に誰かに一生懸命話そうとすると、頭や口が前に出てきてしまうのです。

言いすぎてしまいそうになったら壁に背面をくっつけましょう。

後頭部と肩甲骨《けんこうこつ》を壁にくっつけます。

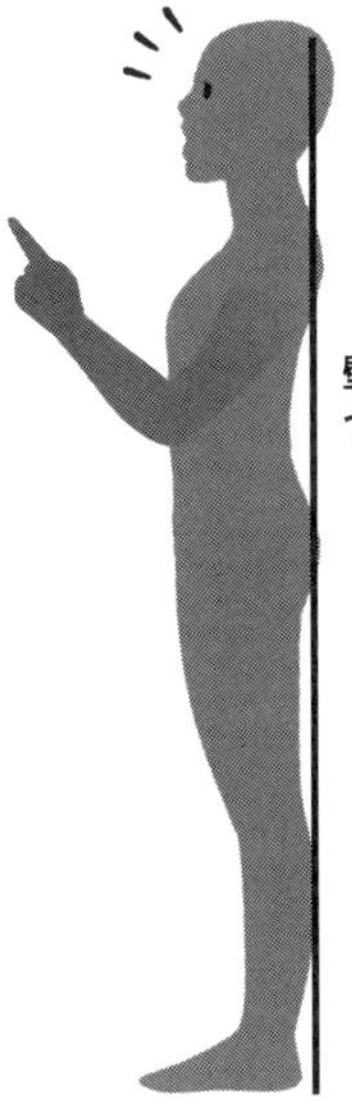

頭が前に出なければ、口だけ前に出ることはありません。

もし言いたいことがあったら、この姿勢で言う、と決めましょう。そうすれば言いすぎず、相手のやる気を奪わない、ほどよいアドバイスにとどめることができますよ。

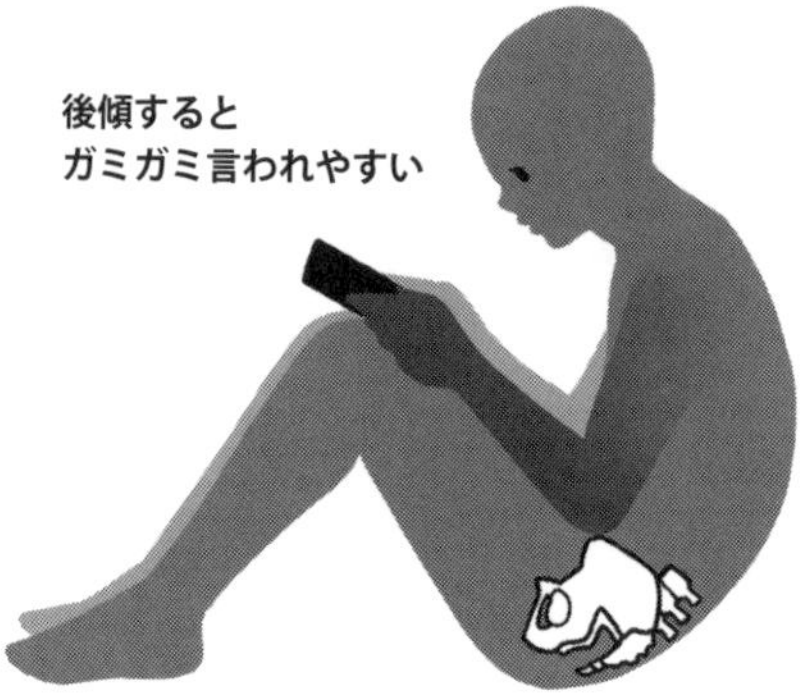

ガミガミ言われやすい、いじめにあいやすい

前述の、ついつい言いすぎるお母さんとは逆の立場、ガミガミ言われやすい受け手側にも姿勢が関係しています。

腰が後ろに傾いた姿勢だと、お母さんだけでなく、学校に行けば先生、就職すれば上司、結婚すればパートナーなどに、どのシチュエーションでもガミガミ言われやすくなってしまいます。

ガミガミ言われやすい人は、腰が後ろに傾いて丸まっています。これは「受け取る姿勢」なのです。ガミガミ言いたい、口を出したい人にとっては、気持ちがいいほど上から目線の意見を話し続けられる相手なのです。

そしてこの姿勢はいじめにあいやすい姿勢でもあるのです。

まずは腰を立てましょう。プラスポイントは「**しっぽ**」です。飼い主に怒られているときの犬をイメージしてみてください。耳をたたんで背中を丸めて、しっぽを内側に巻きこんでいますね。あれがガミガミ言われやすい姿勢なのです。

腰を立てて、しっぽを丸めず、後ろにピンと上げるイメージをしましょう。人間には、短いですが、実際に尾骨《びこつ》というしっぽの名残《なごり》の骨がついています。腰が後ろに傾いて丸まりやすい人は、この尾骨が内側に曲がっていることが多いのですが、腰を立てることを習慣にしているうちに曲がった尾骨が伸びてきます。**軽く地面を踏むと腰が持ち上がって尾骨が伸ばしやすくなります。**

腰を立てると自然と背すじは伸びますが、無理に胸を張ろうとしないでください。これも大切なプラスポイントです。

無理に胸を張ろうとすると、虚勢を張っているように見えるのです。相手は「なんだ？　反省してないな？　まだ反抗しようとしてるな？」と思ってしまいます。

しっぽを立てるようにして腰を立て、その上に頭をそっとのせるように柔らかく背すじを伸ばすと、とても落ち着いて見えます。そして実際に気持ちも落ち着いてきます。

　そうすると「この人は大丈夫だな、ちゃんと理解しているな」という安心感を相手に与えるので、お説教する気持ちがうせてしまうのです。

　また、ガミガミ言われたり、いじめられたりしている自分自身にも、姿勢以外に言われてしまう理由があることがあります。

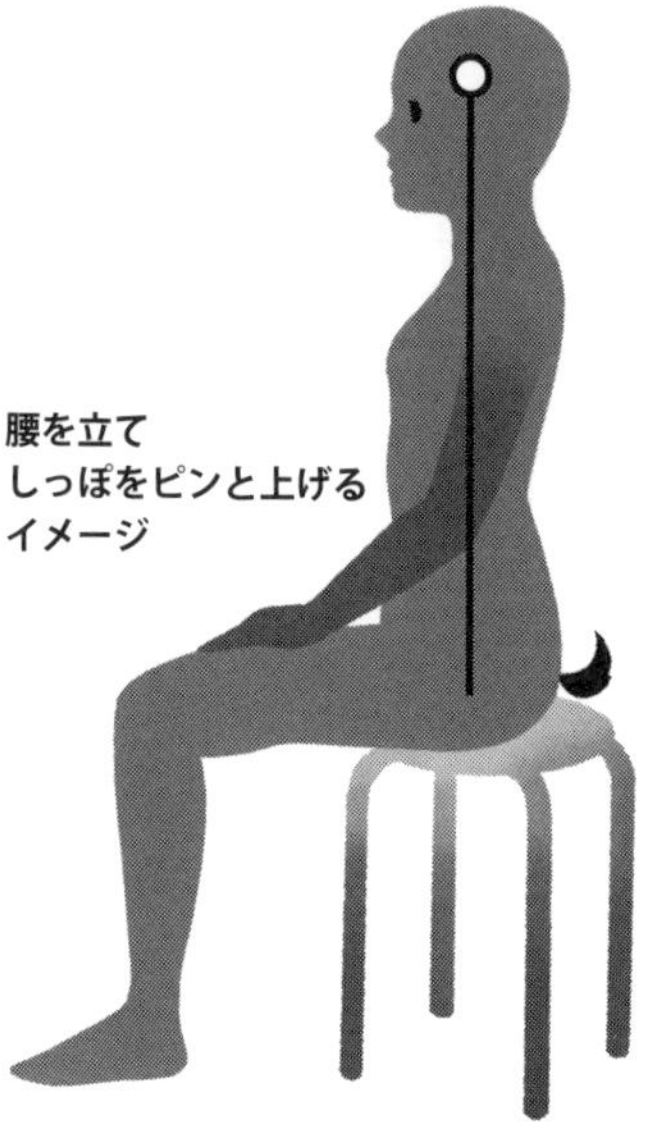

腰を立て
しっぽをピンと上げる
イメージ

　そんなときに腰を立てて上半身の力を抜くと、自分の至らなかったところを認められるし、でもそれで過剰に自分をダメな人間だと卑下する気持ちにもならず、これから至らないところは直そうと、言葉だけでない、きちんと自分を省《かえり》みる気持ちがこもった「ごめんなさい」がいえるようになります。

●自分の好きなこと、自分に合った生き方がわからない

自分の好きなことがわかっていたり、自分に合った生き方を知っていると、迷いや不安が小さくなり、つらいことやたいへんなことも乗り越えられるパワーがわいてきますね。

こうした「自分に合ったものを見つけるアンテナ」はもともと生まれたときには誰でも持っていますが、それがはたらきづらくなるのには、育ち方と姿勢が大きく関係しています。

私は体を育てることは心を育てることだと思っています。そのため、子育ての講座を昔からたくさん開いてきましたし、受講者の子が大人になるまでの体と心の変化もたくさん見てきました。そのことを少しお話ししましょう。

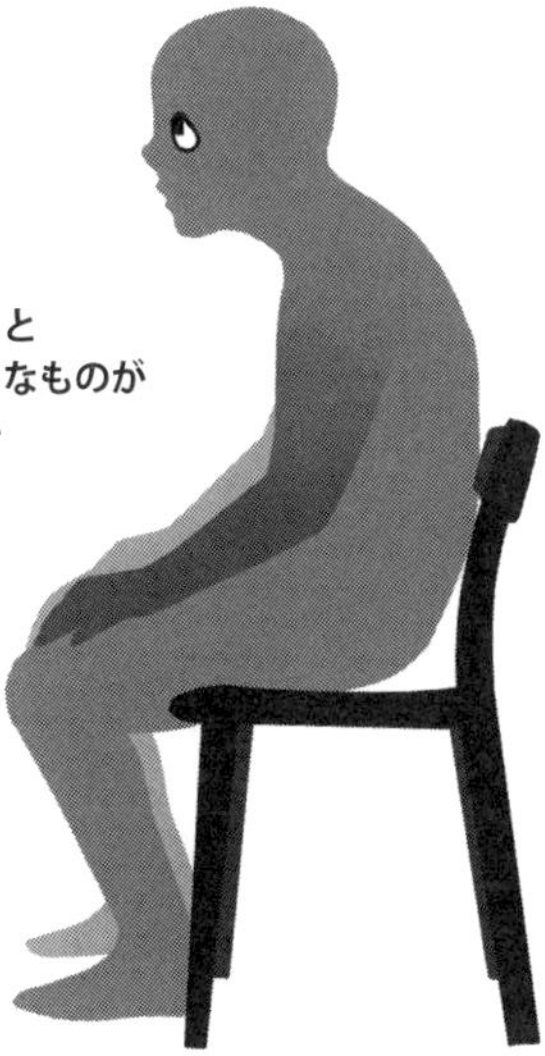
腰が丸まると
自分の好きなものが
わからない

子どもの頃を思い出してみましょう。

お母さんや先生の言うことを聞く子がいい子、みんなと同じことができるのがいい子という場面が多くありませんでしたか？

自分の考えを持つより、みんなと一緒のことをしているほうが褒《ほ》められることはありませんでしたか？　そういう生活の中で生きているうちに、自分の考えや好きなことがわからなくなってきてしまうのです。

小さいときに自分の意志がしっかりあった子は、頑固《がんこ》で大人にとっては扱いづらい子どもであることが多いのです。

でも、そういう子は自分のやりたいことをキャッチするアンテナがしっかりあるので、大きくなると自分の進む道を選ぶ力があります。

ところが、腰を丸めて自分を消して、自分の好きなことを見つけるアンテナを縮めて、人からよく見られるため、人の顔色を見るアンテナを立てて生きてきた子は、充実感が得られずに知らず知らずのうちにストレスがたまったり、がんばる気力がわかずに疲労感が強くなったりしやすくなります。

そうした子の中には、いわゆるいい学校に行って、いいところに就職し、それなりの収入を得られる人生を送る子も多いのですが、日常生活で自分のやりたくないことが多いために幸福感や充実感が薄く、だんだんと「何のために生きているのだろう？」という疑問を持つようになり、そこからメンタルを病《や》んでしまう……そういうケースをたくさん見てきました。

自分に合った生き方がわからないとき、好きなものを見つけるアンテナが鈍っていると感じるときも、姿勢を変えてみましょう。

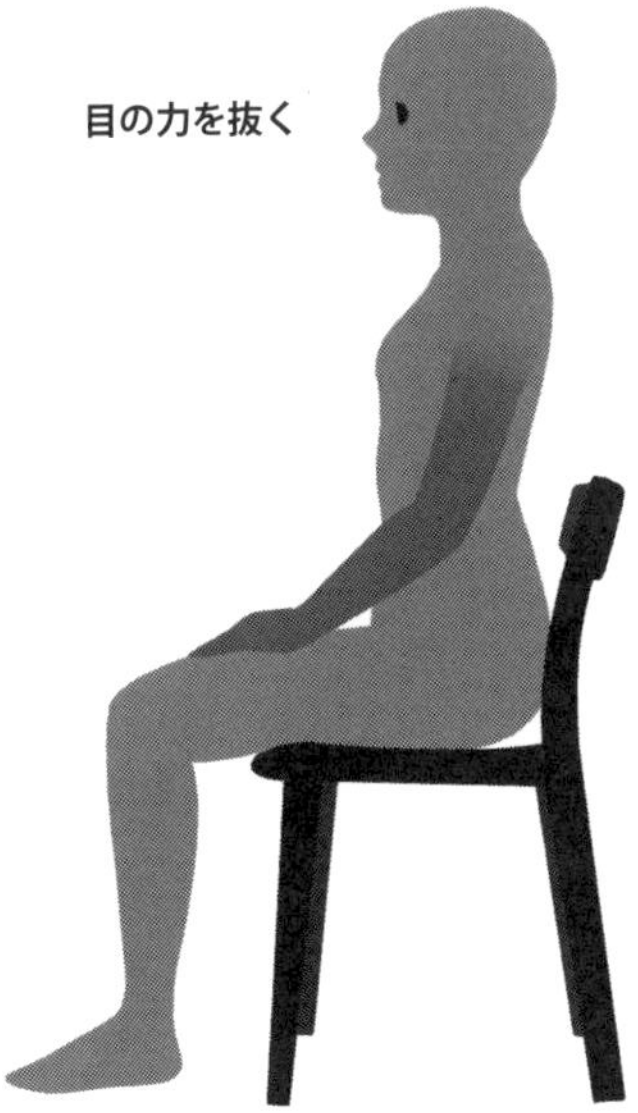

プラスポイントは「**目の力を抜くこと**」です。

人の顔色を見るアンテナを立てている人は目に力が入りすぎています。

目に力が入りすぎると、交感神経が優位になり、体が硬直してきます。

楽しいことを見つけるアンテ

ナをはたらかせるためにはリラックスが大切です。

「どこだどこだ」とアンテナをピンピンさせるのではなくて、ニュートラルな感じでいましょう。そうすると、やりたいことがふわっと浮かんでくるし、閃《ひらめ》きやすくなります。

目の力を抜くためには腰を立て、頭を前に出さないこと。スマホやパソコンを見すぎないことも大切です。無理に見ないようにするのではなく、スマホ姿勢をやめて、スマホと上手につきあいましょう。

●イライラしやすい

イライラしやすい人の体の使い方の特徴は2つあります。

ひとつは骨盤のまん中にある**仙骨《せんこつ》という骨がきゅっと引き締まりすぎていること**。

第1章でも仙骨と副交感神経についてお話ししましたが、スマホ姿勢で首が前に出ると、骨盤が前や後ろに傾き、体の土台が不安定になります。

傾いた骨盤を支えるために股《こ》関節《かんせつ》に力が入り、それで仙骨が引き締まってきてしまいます。

仙骨はリラックスの神経である副交感神経が通っているところなので、ここが引き締まるとリラックスが苦手になるだけでなく、イライラ感が強くなりやすくなります。女性が生理前にイライラする理由はこれです。

そしてもうひとつは首が前に出ることです。首が前に出ると、先のことに意識が行きやすくなります。先のことというのはすべて現実ではなく想像や妄想です。つまり、**首が前に出ると、想像や妄想が強くなりやすくなります**。

イライラするのは、実はほぼ「きっとあの人はこう思っているんだわ」とか「このままじゃきっと終わらないに違いない」などといった想像や妄想から起こっているのです。

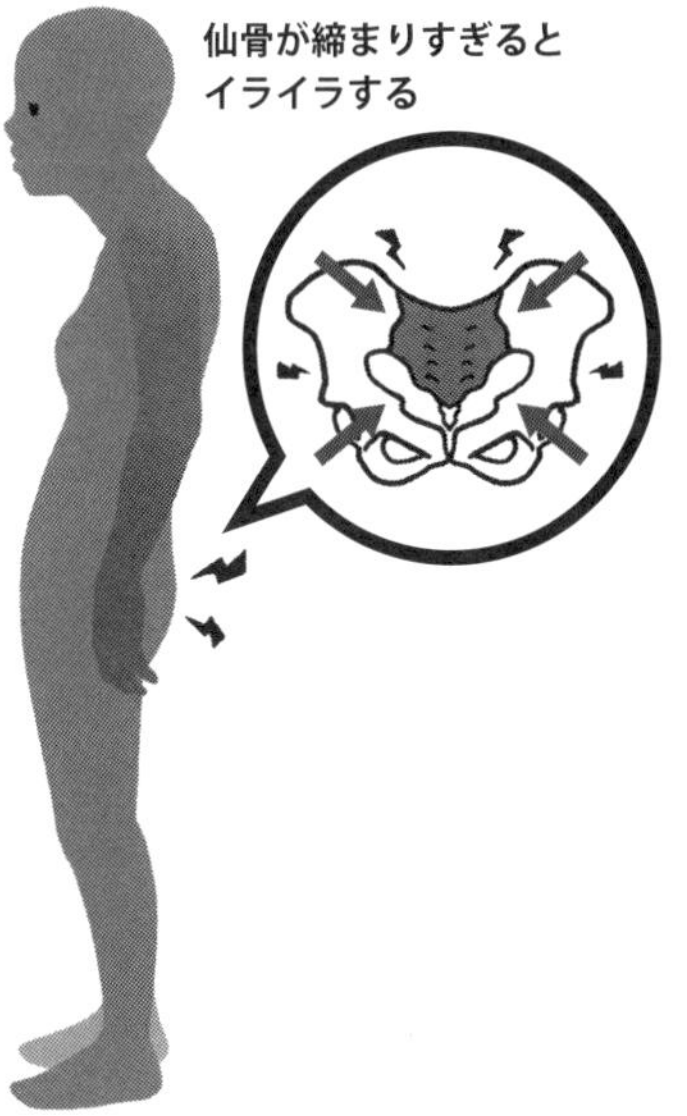

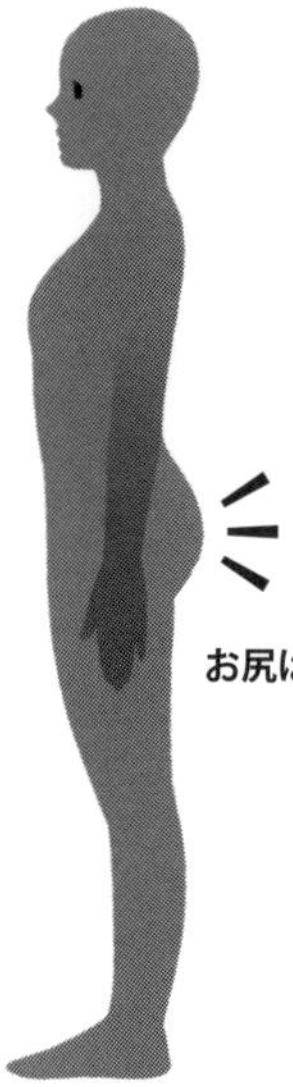

お尻は柔らかく

たとえば車を運転していて割りこみをされたとします。イライラする人は、割りこみをした人が「自分をバカにしてやっている」「ズルしてやれ！と思っている」と思うからイライラするわけです。

でもそれは確認したわけではなく、事実ともいえません。もしかしたら「すみません！　保育園で子どもが発熱して急いでお迎えに行かなければ！」とか「ごめんなさい！　トイレが間に合わない！」という理由であるかもしれないのです。

もしそうだったら、イライラせずに道を譲ってあげているかもしれません。

イライラから解放されるためには腰を立てて頭を前に出さないようにすること、そしてプラスポイントは「**お尻を締めないこと**」です。

お尻を締めると股関節が締まりすぎて、仙骨も縮んでしまいます。姿勢の先生の中には「お尻を締めなさい」という方もいますが、お尻を締めると骨盤は不安定になり、傾きやすくなるのであまりおすすめできません。

●緊張しやすい

緊張しているときの体の状態はピンとしていて、むしろ姿勢がいいような気がするかもしれませんが、決してそうではないのです。

確かにだらっとはしてないし、背すじも伸びてはいますよね。

ここで大切なのは、正しい姿勢のつくり方です。

ただ背すじがまっすぐになればいいのではないのです。どこをどう使って背すじを伸ばすか

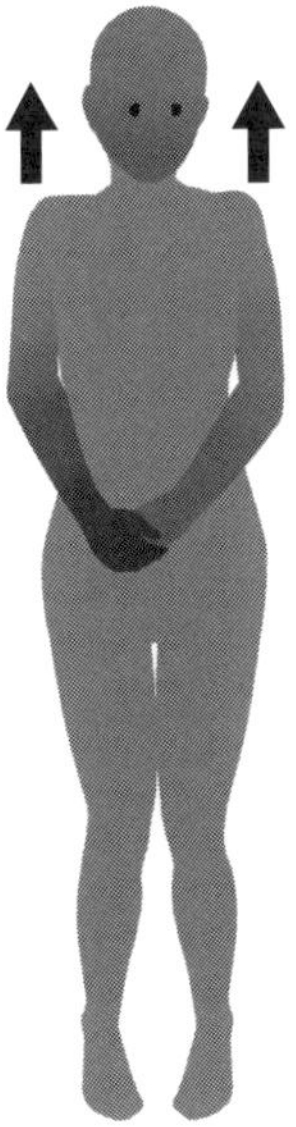

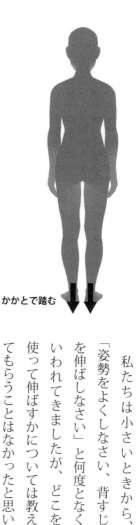

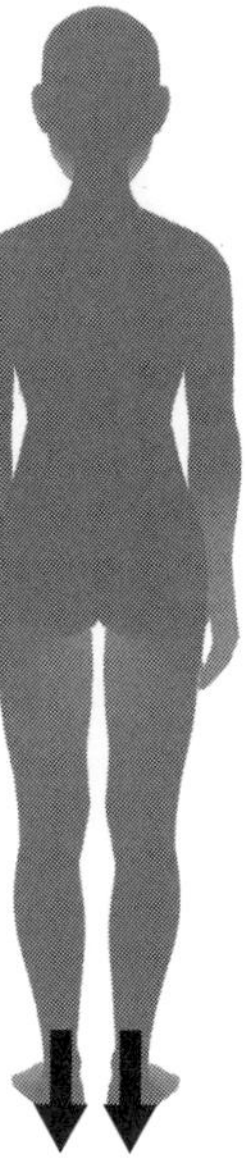

が大切です。

　私たちは小さいときから、「姿勢をよくしなさい、背すじを伸ばしなさい」と何度となくいわれてきましたが、どこを使って伸ばすかについては教えてもらうことはなかったと思います。

　緊張しているときはお尻を締めて肩を上げて背すじを伸ばしています。お尻を締めるとリラックスできなくなることは先ほどお話ししましたね。お尻を締めると自然と肩が上がってしまうのです。

　ではまたちょっと試してみてください。

お尻を締めて、肩を上げて背すじを伸ばしてみましょう。すごく息苦しいと思います。呼吸が浅くなると緊張します。

そして両肩が上がると、首は前に押し出されてしまいます。そうすると、「先のことに頭が行く」状態になります。

肩が上がって呼吸が浅くなっている状態で先のことを考えても、ポジティブなことやワクワクすることは考えづらいと思います。

緊張しない姿勢のプラスポイントは「**かかとで踏むこと**」です。

背すじを伸ばすときは、肩で持ち上げるのではなくて、地面を踏む力で伸ばしましょう。

かかとの下に「杭《くい》」があって、それを地面にザクッと刺すイメージです。

しっかりとかかとの杭が地面に刺さっていると、お尻の力を抜いて、肩の力を抜いても背すじを伸ばしていられることがわかると思います。

お尻を締めて肩を上げたときとは、呼吸のしやすさと、気持ちのゆったり感が違うことを実際に感じてみてくださいね。

第3章

スマホ姿勢を変えるだけ

スマホ姿勢を変えるには

正しい姿勢は？

スマホはこれからも私たちにとってなくてはならない大切な相棒であり続けると思います。情報をきちんと取捨選択できて、SNSでつながる人たちともよいコミュニケーションを築ければ、本当にすばらしいツールです。

ただ、いまの私たちは自分を見失うほどスマホの中に持っていかれているのが現状ではないでしょうか。これからもいままで以上にスマホといい関係を続けられるためにスマホ姿勢を変えていきましょう。

正しい姿勢の基本は、首と骨盤を立てることです。

首は垂直に、そして骨盤はウエストラインを水平にした状態です。

地球上で重力を受けて生きていく私たちにとって、水平なものの上に垂直に立てるというのは、椅子やテーブルや建物と同じで、その状態がいちばん安定して生活できるからです。

「首が垂直になってしまったらストレートネックなんじゃないんですか？」という質問を受けることがありますが、垂直に見える角度で首を立てても、首の骨は自然なアーチを描くので心配いりません。

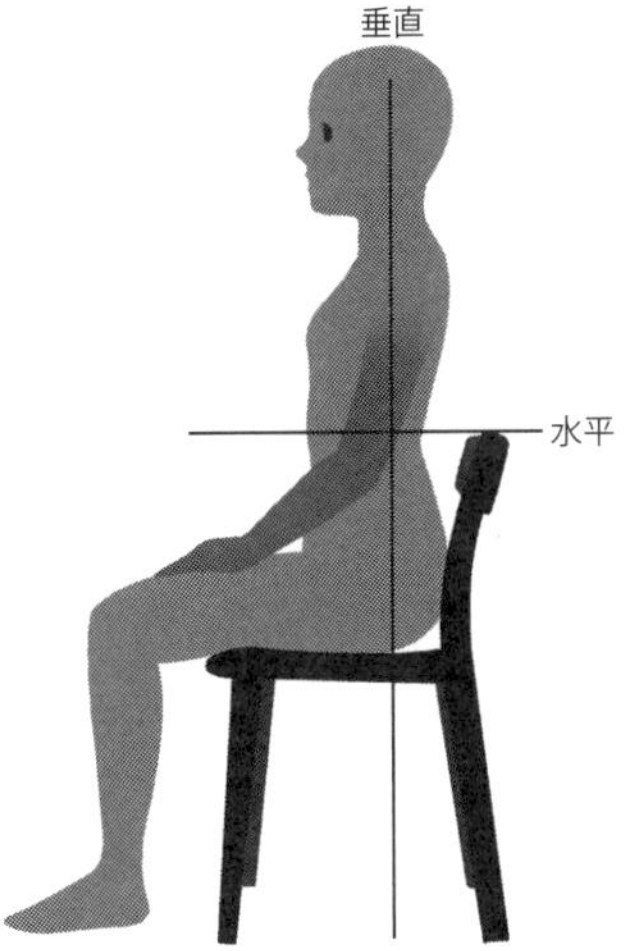

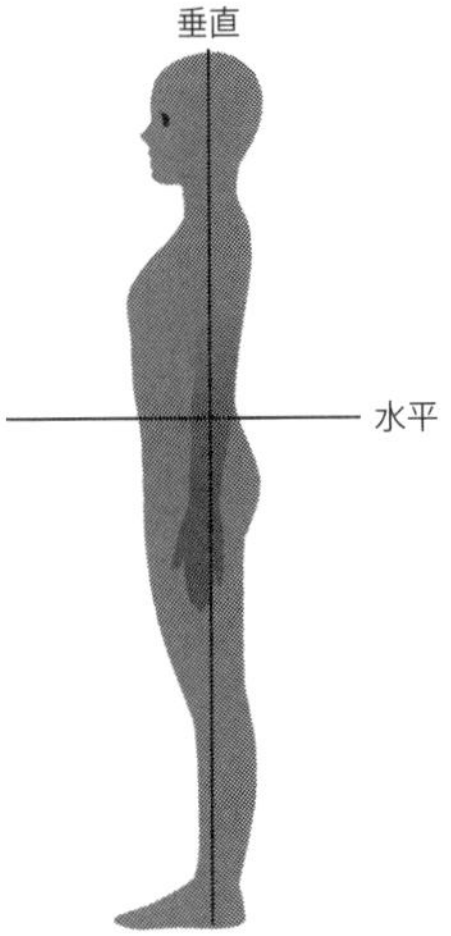

●座り姿勢のポイント

座り姿勢では骨盤が座面に当たっているため、立ち姿勢や座り姿勢よりも骨盤を立てやすいのです。

腰を立てて座面にお尻をゴリゴリこすりつけると、左右のお尻の奥にとんがった骨があると思います。それが坐骨《ざこつ》です。

腰を丸めて座ると、坐骨は後ろに傾きます。

正しく骨盤が立った位置の見つけ方は、一度腰を丸めたところから腰を立てていくと、坐骨の先端のとんがりが座面に当たります。

そこから頭の位置は前に出ないように気をつけながら、おへそをほんのちょっとだけ突き出すようにして、そのとんがりをちょっとだけ越えたところが、正しい骨盤の角度です。

頭の位置の見つけ方は両手を頭の後ろに組み、その手に軽く寄りかかります。組んだ手に頭の重さを少し感じるところが正しい位置です。

感覚としてはかなり反《そ》っくり返った感じがしますが、横から見てみると首が垂直で、後頭部から首、肩甲骨《けんこうこつ》にかけて一直線になり、背骨の上に頭がのっている状態になっているはずです。

自分の感覚と実際の位置にはかなりずれがあることを覚えておいてください。

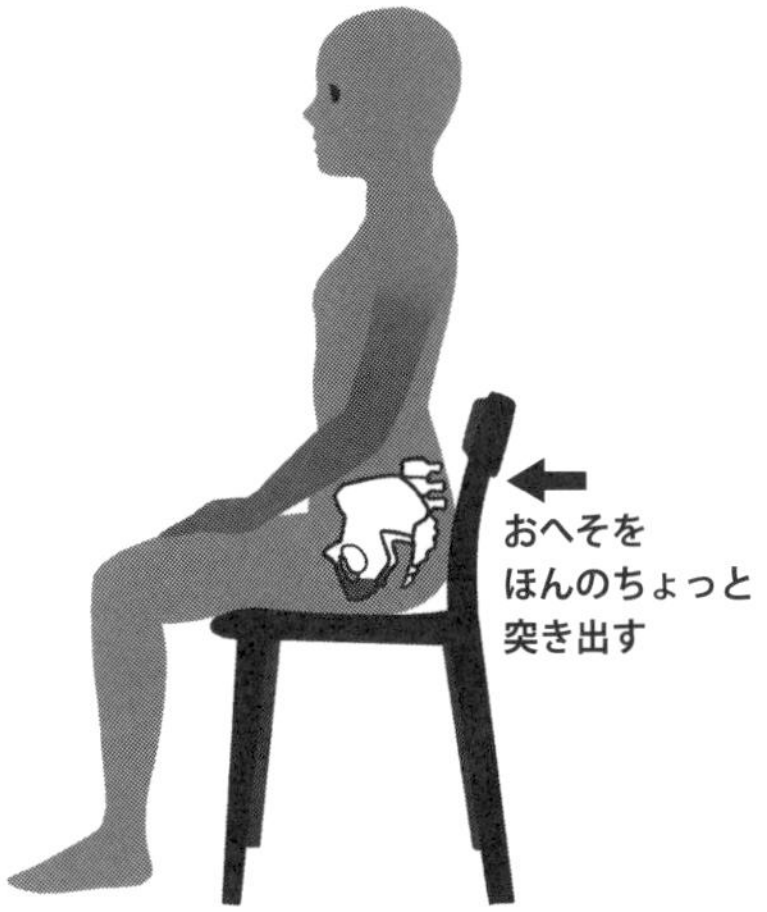

〈骨盤の角度〉

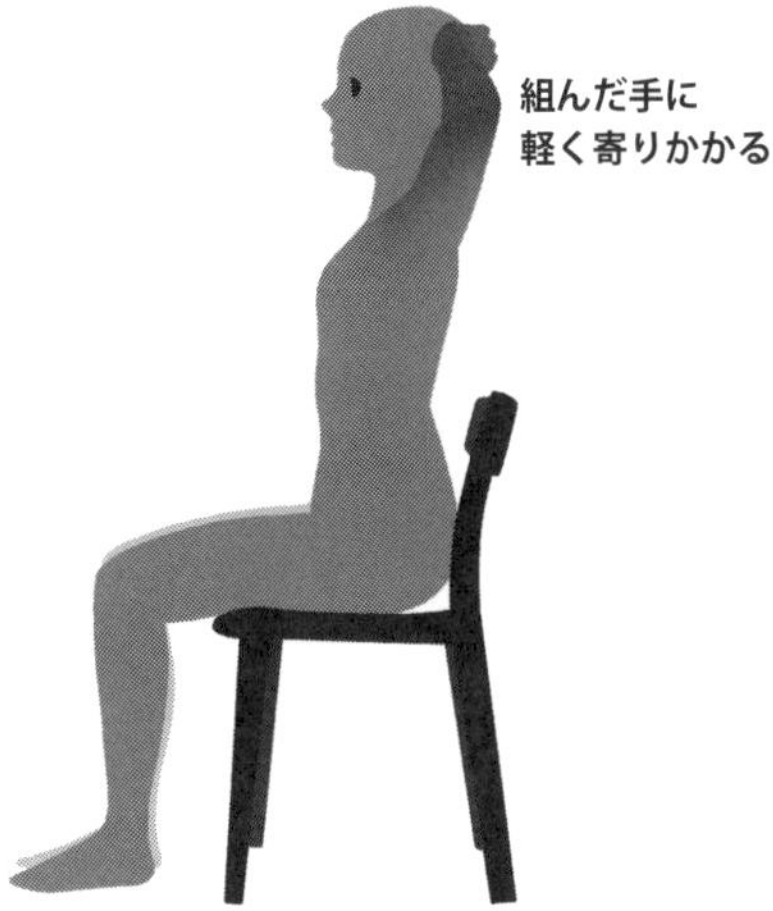

〈頭の位置〉

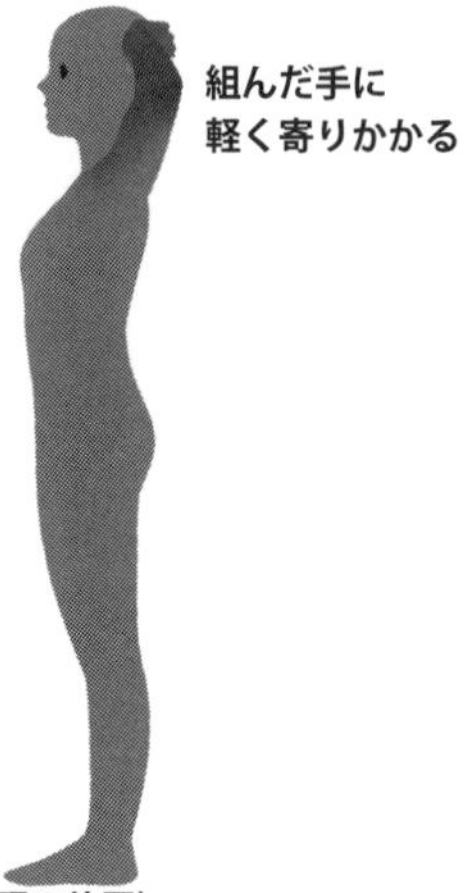

〈頭の位置〉

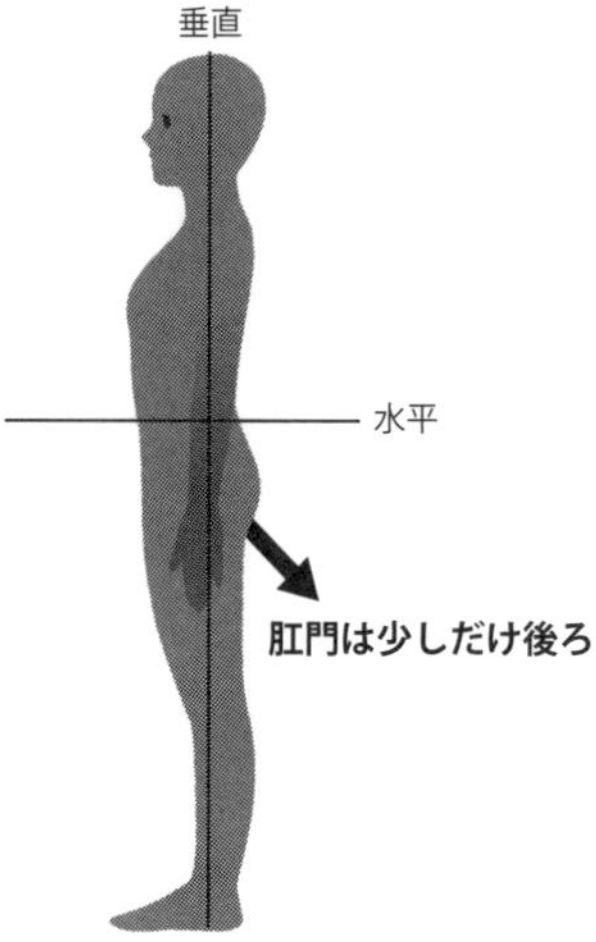

〈骨盤の角度〉

●立ち姿勢のポイント

立ち姿勢でのポイントは基本的には座り姿勢と同じです。ただし、骨盤が座面に接していないため、骨盤を立てた状態を鏡などに映して視覚的に調整するか、体の感覚で調整しなければなりません。

視覚的に調整する場合は、横から見てウエストラインを水平にすればＯＫですが、鏡などがなく、自分の体の感覚でつくる場合は、肛門《こうもん》が真下ではなく、少しだけ後ろ方向を向くようにします。女性なら膣《ちつ》が真下を向く角度です。

頭の位置の調整は座り姿勢と同じように両手を頭の後ろに組み、その手に軽く寄りかかって、組んだ手に頭の重さを少し感じるところを探します。かかとの上に頭の重さがのった感覚があれば正しい位置です。

●歩き姿勢のポイント

基本は立ち姿勢と同じですが、歩くと重心が前に移動しやすく、頭が前に出やすくなります。

頭の位置の調整は座り姿勢、立ち姿勢と同じように両手を頭の後ろに組みその手に軽く寄りかかりましょう。骨盤も立ち姿勢と同じように肛門が少し後ろ方向を向いた角度です。

歩くときは前に出す足より、後ろの足を意識します。常に後

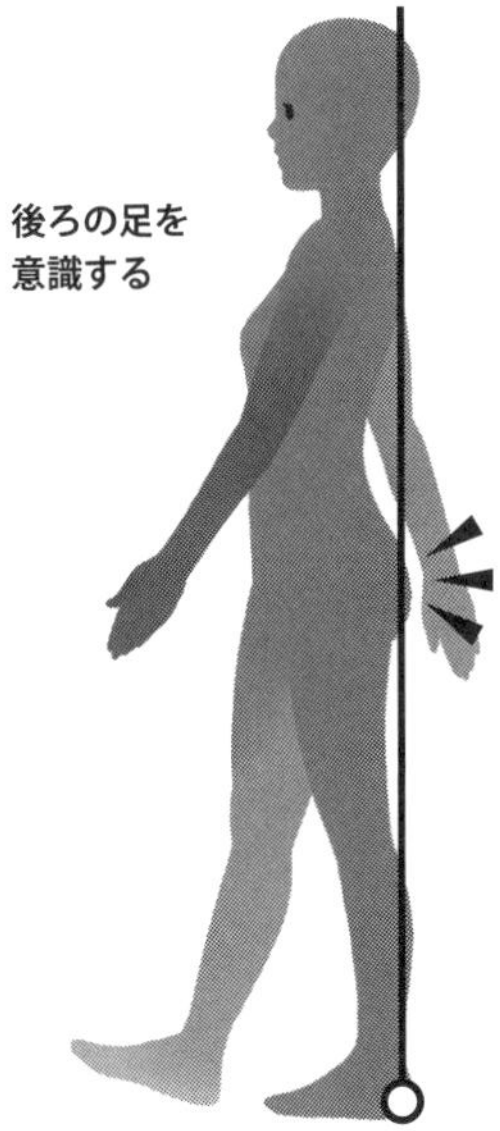

ろ足に頭の重さがのっている感覚で歩きます。

もうひとつのコツは膝《ひざ》を伸ばすことです。後ろにあった足を前に持ってくるときは膝が曲がっていて、膝から持ってくるようにしますが、前に着地したときには膝は伸びている状態です。後ろの足はしっかりと膝を伸ばしてから前に送りましょう。

うまく歩けているときは、お尻の筋肉がきゅっきゅっと伸び縮みしているのが感じられます。

正しく歩くと、腹筋も背すじもお尻や脚の筋肉も自然と使えるので、それだけで完全な全身のトレーニングになります。

正しい姿勢で不調知らずに

●意識しないとできない姿勢

いかがですか？　正しい姿勢をやってみてどんな感じがしましたか？

「意識すれば首を引っこめたり、腰を立てたりできるけど、意識しないとすぐ戻っちゃうんです」と相談されることがよくありますが、実はそれが正解です。

「正しい姿勢をやろうとしてもできない。骨盤の位置を調整すると頭が前に出てしまうし、頭の位置を調整すると骨盤が傾いてしまう」という人も、この後に紹介するエクササイズをおこなうと、やりやすくなると思います。

でもどんなにやりやすくなったとしても、自然とこの姿勢になる、ということはないのです。

正しい姿勢は自然な姿勢ではなく、意識しないとできない姿勢なのです。

ここがちょっとわかりづらいところだと思うので、少し詳しく説明しましょう。

私たち人間の体は四つ足の哺乳動物とパーツはほぼ同じです。

四つ足仕様の体を無理やり二本足で使っているのが人間です。つまり最初から不自然で、無理のある使い方をしているのです。

そのため人間は、立てるようになるまで生まれてからほぼ1年かかります。

赤ちゃんが立てるようになるための1年は立てる体をつくるためのトレーニング期間です。

生後1年たったら自然に立てるわけではないんです。もしずっと寝ていたら、いつまでたっても立てません。

まず胴体の上に頭をのせられる（＝首が据《す》わる）ようになるために、腹ばいで頭を上げるトレーニング、その後もハイハイやつかまり立ちをしながら、立てる体をつくっていきます。

大人になってからも、「立つ」ためには意識と「立つための筋力」が必要です。

眠かったり、酔っぱらったりするだけで、人は二本足で立てなくなります。数日病気で寝こんだだけで、立つだけでもフラフラです。

無重力の中で数日過ごした宇宙飛行士は筋力が弱り、地球に戻ってくると立てなくなってストレッチャーで運ばれます。実は重力の中で、二本足で生活すること自体、とてもむずかしいことなのです。

王子様のキスで目覚めた眠れる森の美女は、結婚式でドレスを着てきれいな姿勢で立てるようになるまで、きっとたいへんなリハビリが必要だったはずです。


ヒトは二本足で立っていても、不安定な骨格のてっぺんに重たい頭がのっているので、頭が前に出てきます。

頭が前に出るというのは、もともとの骨格の使い方に戻りつつある、つまり四つ足化している、ということなのです。だから人間は年をとると頭が前に出て背中が丸まり、杖《つえ》をついて歩くようになるのです。

これは二本足歩行で使う体の筋力が落ちてきたため、四つ足化しているということなのです。

四つ足の動物とパーツは同じですが、二本足仕様に進化しているため、四つ足で歩くこともできません。

私たちの体はそれだけ意識をして使う必要があるむずかしい体のなのです。

頭が前に出たスマホ姿勢は、四つ足化した体の使い方に戻っているといえるかもしれません。

こんなふうに考えるとすごくたいへんそうに思えますね。

私たち人間の体は、確かに無意識ではうまく使えない体ですが、意識しなければならないポイントは2つだけ、首を垂直にして、頭を体の上にのせることと、ウエストを水平にして骨盤を立てること、たったそれだけなのです。

それさえ意識していれば、何歳になっても頭は前に出ないし、背中も丸まりません。習慣にさえしてしまえば、小さな意識だけでできることです。

●ほとんどの不調はなくなる

私は、姿勢と心身の不調の関係性に気づいて「正しい姿勢とは何だろう」ということを調べてみました。

姿勢の本やトレーニングの本、骨格や筋肉図、いろいろ見てみると少しずつ意見が違います。

私にとって「正しい姿勢」というのは、ただ背すじが伸びているだけではありません。**体がきちんと機能できる姿勢が正しい姿勢**だと思っています。

人間の体の基本である頭を体の上にのせていられる姿勢が正しい姿勢、そのために必要なのがウエストを水平にした骨盤の角度です。

そして、なぜそれが正しい姿勢だと思うかというと、この位置に頭と骨盤を置くと、体のすべての骨格や内臓が正しい位置で、正しく機能してくれるからなのです。

たとえば股関節《こかんせつ》はしゃがんだりかがんだりするための関節で、その関節を動かす筋肉が関節のまわりについています。

この関節や筋肉が正しくはたらくのは、正しい姿勢＝体の上に頭がのって、ウエストが水平の状態であることが必要です。

頭が前に出たり骨盤が前後傾したりすると、股関節もまわりの筋肉も正常にはたらかなくなってしまうのです。

内臓の位置についてもそうです。胃腸にしても、子宮や卵巣《らんそう》にしても、内臓は下垂《かすい》せずに正しい位置にいるとはたらきがスムーズです。

内臓を下垂しないように支えているのは腹筋や背すじなどの体幹の筋肉ですが、正しい姿勢でいると、この腹筋、背すじが正常にはたらき、内臓をしっかりと支えてくれます。

つまり正しい姿勢でいれば特別なエクササイズをしなくても、日常生活に必要な体幹筋は自然と鍛えられ、保たれるのです。

私のスタジオでは、どんな体の不調でもまず正しい姿勢に改善するところからスタートします。

すると、ほとんどの不調がそれだけで解消してしまうのです。「こんな簡単なことで不調が改善されるなんて。子どもの頃から正しい姿勢を知っていたらよかったのになあ」と多くの方からいわれます。本当にそう思います。

もともと四つ足仕様の体を無理やり二本足で使う私たち人間の体。意識しないで自然に使っていたら四つ足化した使い方になってしまう。正しい姿勢で使うためには、頭の位置や骨盤の角度を意識することが必要。だけど正しい姿勢についても、背すじを伸ばせとはいわれるけれど、何が正しい姿勢なのかを習うことが一生のうちに一度もない。

それでは姿勢が崩れるのは当然です。

姿勢が悪い人はダメな人なのではなく、何が正しい姿勢なのか、そして崩れた姿勢がどんな不調を引き起こすかを知らないだけなのです。

昔の日本は行儀作法にうるさかったと思います。学校でも修身というマナーの授業がありました。そんな堅苦しいものがなくなってよかった、と正直若い頃は思っていましたが、もしかしたらその中に大切な「正しい体の使い方」が含まれていたのかもしれません。

現代社会において姿勢の崩れのいちばんの原因であるスマホ姿勢ですが、もし学校や家庭で正しい姿勢を知ることができていたなら、スマホ姿勢による不調などは起こらなかっただろうし、もっと上手にスマホとつきあえていたのではないかと思います。

正しい姿勢や体の使い方がすべての人にとって当たり前の知識になることを願っています。

自分のスマホ姿勢を確認する

●立った姿勢、歩いている姿勢

ではまずあなたのスマホ姿勢をチェックしてみましょう。

椅子に座り、鏡などに映さず自分の感覚でウエストラインを水平に、首を垂直に立てた状態（背骨の上に頭がのった状態）をつくって横から写真を撮ってみましょう。誰かに撮ってもらってもいいし、自分でセルフタイマーで撮ってもいいです。

立った姿勢でも同じように撮ってみましょう。そしてできれば歩いているところも撮ってみましょう。

撮った写真や動画を見てみましょう。ウエストラインは水平になっていますか？ 首は垂直に立っていますか？

もし、普段はスマホ姿勢でいたとしても、写真を撮ったときに正しい姿勢になっていれば、大した問題ではありません。この姿勢をしようという、ほんの少しの意志を常に持つようにしてください。

撮った写真を見て、首や頭が前に出ていたり、ウエストラインが前後に傾いていた場合、２つのケースがあります。

①自分の感覚の狂い

垂直のつもりが斜《なな》めだった、水平のつもりが傾いていた、でも修正しようとすればできる、という場合は、自分の感覚に狂いが生じていて、実際と違ってしまうケースです。

おそらくちょっと偉そうに胸を張ったくらいの感じで首が垂直になり、腰を反らせたくらいの感覚でウエストラインが水平になっていると思います。

正しい姿勢が身につかない原因はこの感覚の狂いです。

正しくやっているつもり、できているつもりになってしまうと、いつまでたっても正しい姿勢が身につきません。

この狂いを修正するためには、横から体を見る習慣をつけましょう。鏡だけでなく、街の中のショーウインドウなど、自分の体を横から見られるチャンスはたくさんあります。

垂直や水平という感覚は重力下で生きていくためにとても大切な感覚です。狂いを修正してしっかり身につけておきましょう。

②首も骨盤も立てられない

首を垂直にすると腰が反り返ってしまう、ウエストを水平にしようとすると頭が前に出てしまうなど、修正しようとしてもできない場合は、筋肉のバランスが崩れているので、修正するためのエクササイズをおこないましょう。

スマホ姿勢の重症度をチェック

仰向けでの姿勢のチェックは、座位や立位での姿勢のチェックとはちょっと意味合いが違うのです。スマホ姿勢歴、年月の長さというか、重症度がわかります。

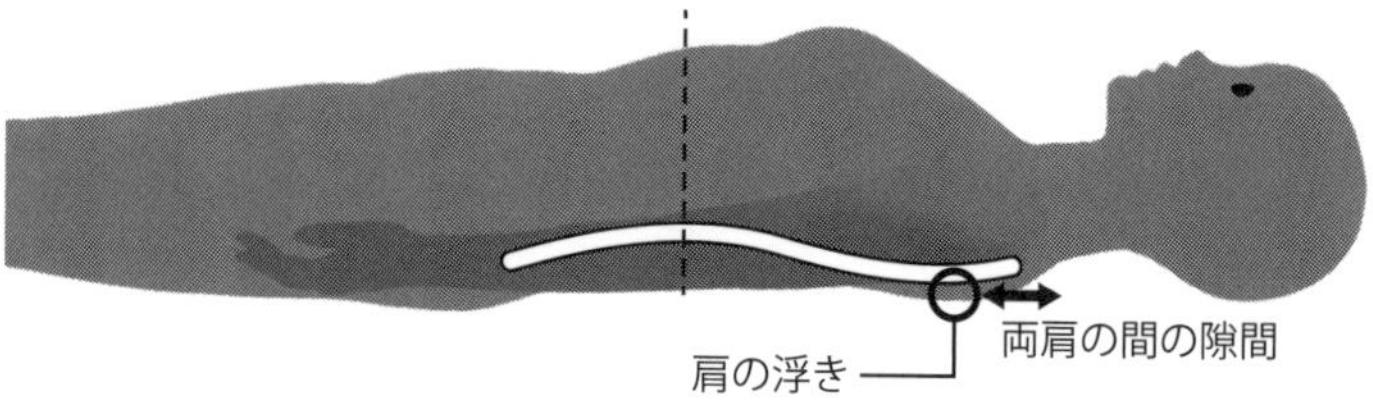

座位や立位は、頭の上から重力がかかった状態でのチェックですが、仰向けは体を横にした状態で上から重力がかかっているので、普段スマホ姿勢がひどくても、寝たときには体が伸びているのであれば、体にスマホ姿勢のクセはついていないということになります。

仰向けでのチェックが問題なければ、ちょっと正しい姿勢の意識を持てば大丈夫です。

①首の下に手を入れてみましょう

正しい姿勢なら首の骨は触《さわ》れますが、その下の両肩の間にある背骨は触れません。両肩の間に手が入るような隙間ができて背骨が触れていたら、首が前に出た姿勢のまま、背骨やそのまわりの筋肉が固まっている、というサインです。

寝ていても首が前に出ているから、両肩から下の背骨が触れてしまうわけです。寝た状態で首が前に出ていなかったら、両肩の間に隙間はできません。

②肩の下に手を入れてみましょう

右肩なら左手、左肩なら右手で、肩の下と床の間に隙間があって手が入れられるようなら、首に引っぱられて肩が前に巻いたまま筋肉が固まっているというサインです。

ねこ背には通常のねこ背のほかに、このように両肩が前に出て巻きこんで、背中が左右に引っぱられたような「横ねこ背」もあるのです。

③背骨を触ってみましょう

人間の背骨はS字カーブなので、下のほうは反りのカーブで上のほうは丸みのカーブがあります。

このS字のカーブというのが本当によくできていて、背中が丸くなりすぎないように、下の反りのカーブがサポートしてくれているのです。

背骨がS字カーブなのは人間だけ。つまり、頭を体のてっぺんにのせて生活する、二足歩行をするために進化してできたカーブなのです。

仰向けの姿勢で腰のほうから背骨を触ってみましょう。反りのカーブから丸みのカーブにどのへんから切り替わっていますか？正しい姿勢だと、みぞおちの裏あたりから切り替わっています。もし切り替わりがそれよりも下、おへそのあたりや骨盤のすぐ上あたりだとしたら、S字の上の丸みのカーブが長くなっていることになります。上の丸みのカーブが長い分、首が前に出やすい姿勢になります。

さらにひどくなると、腰あたりから反りのカーブがなくなっている人もいます。上の丸みのカーブが長くなりすぎて、S字カーブがなくなり、C字カーブになってしまっているのです。

S字の特性である、背中が丸くなりすぎないようになっている下の反りのカーブがサポートできないので、どんどんとねこ背がすすみ、首が前に出てしまいます。ここまでくると、首を引っこめて首を垂直にのせる姿勢は不可能に近いと思います。

S字カーブの崩れも、C字カーブになってしまうのもかなり長い間その姿勢でいることで起こります。おそらくスマホ登場以前からその姿勢で生活していたと思われます。

年をとってきて背中が丸くなっている姿勢はこのC字カーブですが、年をとっていなくても、未就学の小さい子どもでもC字カーブになっている子はいます。

とくにコロナ禍で子どもがスマホやタブレット端末を日常的に使うようになってから急増しました。背中が丸くなりすぎて、子どもなのに手が上に挙げられない四十肩のようになっている子も増えています。本当に恐ろしいことです。

第4章

スマホ姿勢を治すエクササイズ

ステップ1からステップ4へ

2つのポイント

正しい姿勢のポイントは、頭を背骨の上にのせることと、ウエストラインを水平にすることだけなので、そんなにむずかしくはありません。

むずかしくないけれど、維持するのは意外とたいへんです。

ここではスマホ姿勢を治《なお》し、正しい姿勢がラクにできるようになるためのエクササイズを紹介しましょう。

それぞれのエクササイズ動画がありますので、QRコードを読みこんで動画を参考にしてやってみてください。

ステップ1　おなかをほぐす

首が前に出て背中や腰が丸まると、おなかが縮みます。おなかが縮んでいると背すじは伸ばせません。縮んだおなかを伸ばしましょう。まずは硬くなった筋肉を伸ばすために、おなかの筋肉をほぐしていきます。

私のスタジオでは、ストレッチをして伸ばす前に、フェイスタオルを丸めたボールを使って伸ばしたいところをほぐすことからスタートします（妊娠中の方や、直径が5センチ以上あるような大きな子宮筋腫や卵巣膿腫《らんそうのうしゅ》がある人はやらないでください）。

このタオルボールはおなかだけでなく、硬くなって伸ばしにくくなったり、動かしにくくなった筋肉をほぐすのにとても便利です。

ほぐすだけでも気持ちがいいのですが、ほぐした後はストレッチして伸ばしておくようにしてください。そのほうがまた硬くならず縮みにくくなります。

タオルボールのつくり方

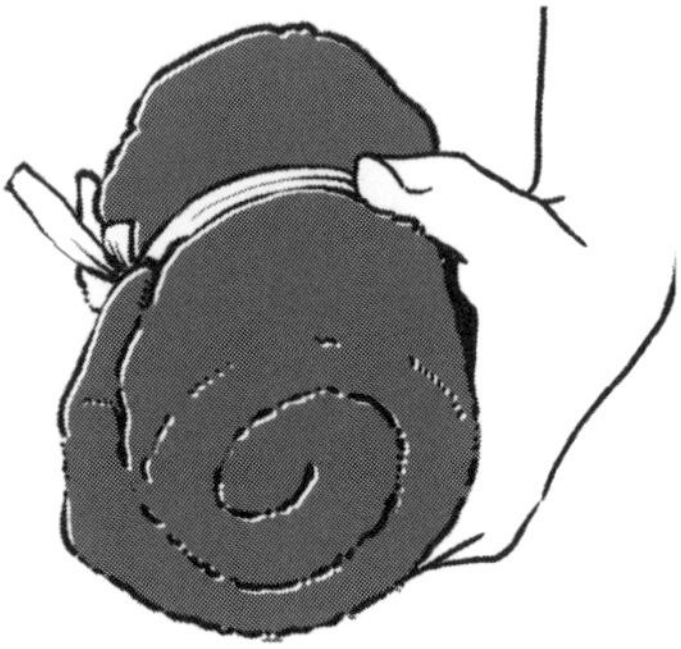

①フェイスタオルを２つ折りにし、さらに４つ折りにします。

②固めにくるくると巻きます。

③荷造りひもなどできつめに結びます。

＊フェイスタオルが厚手の場合は太くなってしまうので、２つ折りにした後に３つ折りにしてクルクルと巻いていき、荷造りひもなどで結んでください。どちらも直径が７～８センチになるようにつくると使いやすいです。

＼動画はこちらから／

＊エクササイズをおこなった後の体の変化を感じるために、始める前に一度立ったときの体の感じを味わっておいてください。

タオルボールでおなかほぐし

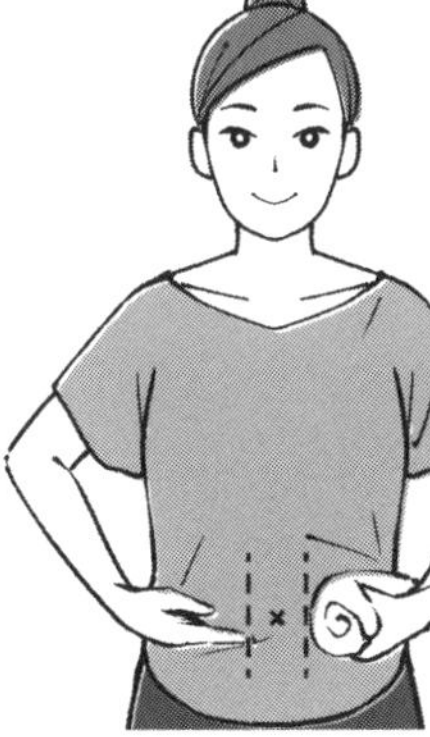

①おへその両脇２センチのラインをほぐしていきます。右左どちらからやってもＯＫです。

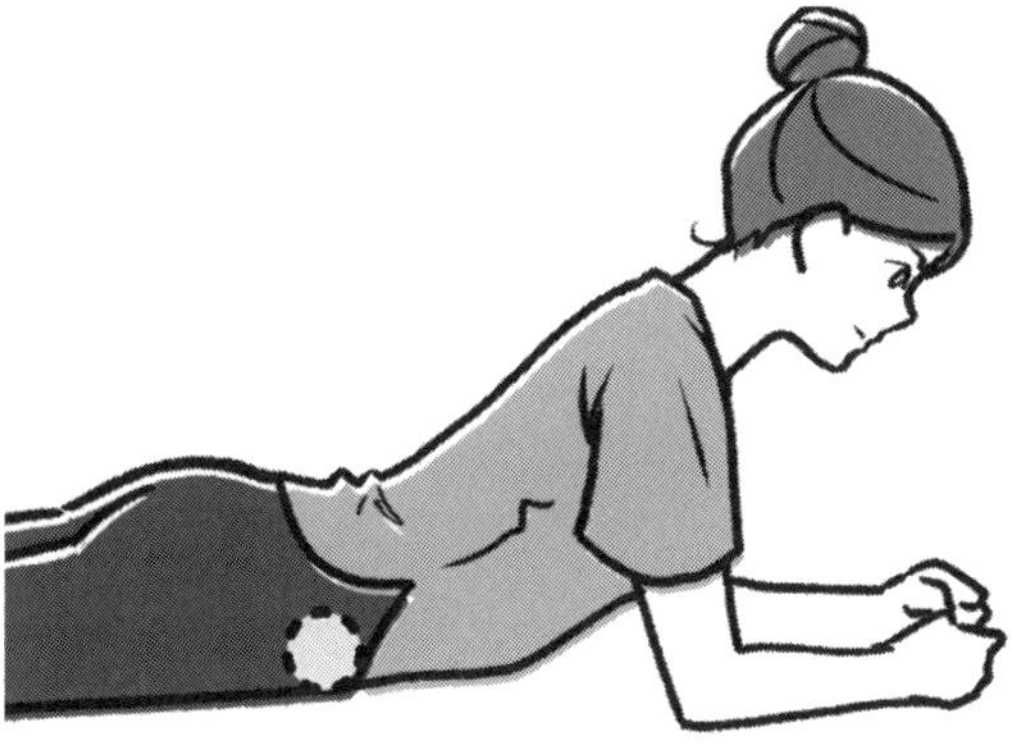

②うつ伏せになり、おへそ脇２センチのラインの下のほう、恥骨のすぐ上あたりにボールを入れます。

動画は
こちらから

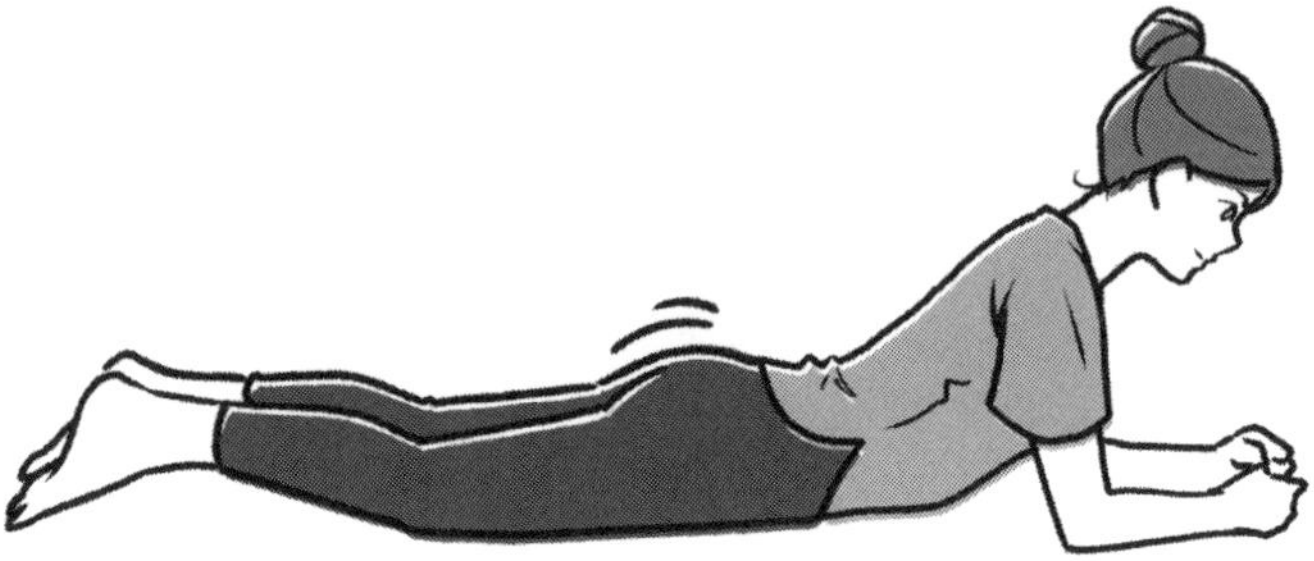

③上半身を起こし、ぐっとボールに圧をかけるようにおなかを押しつけ、ボールにおなかをこすりつけるように左右に小さく動きます。
５往復こすりつけたら、２センチ上にボールを移動し同じように動きます。
これを肋骨の手前まで続けます。左右同じようにやってください。

タオルボールでほぐしが終わったら、もう一度仰向けになって、体の感じを味わってみましょう。体が伸びたような感覚があると思います。

普段は腹筋がない、おなかのお肉がプヨプヨだと思っていても、このタオルボールほぐしをしてみると、奥のほうに硬く縮んだ筋肉があるのが感じられると思います。

このおなかほぐしは、内臓のはたらきもよくするため、消化がよくなったり、便秘が解消したり、体が温《あたた》まったりする効果もあります。

ステップ2　体を伸ばす

体全体を伸ばして、曲がった背骨を伸ばしましょう。ステップ1でほぐしたおなかをピンと伸ばすと、体を支える柱になってくれます。

＊エクササイズをおこなった後の体の変化を感じるために、始める前に一度立ったときの体の感じを味わっておいてください。

背骨リセットストレッチ

動画は
こちらから

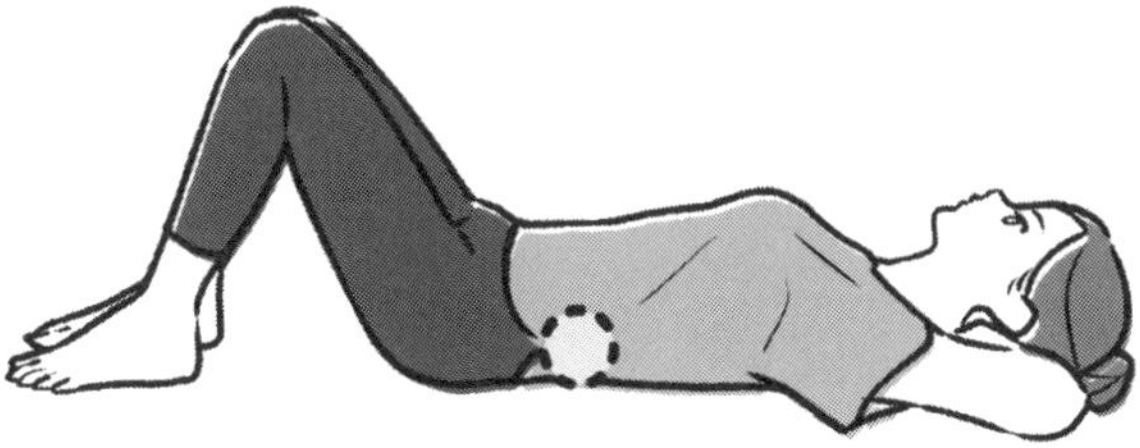

①仰向けでタオルボールをおへその裏に入れ、両手を頭の後ろで組みます。

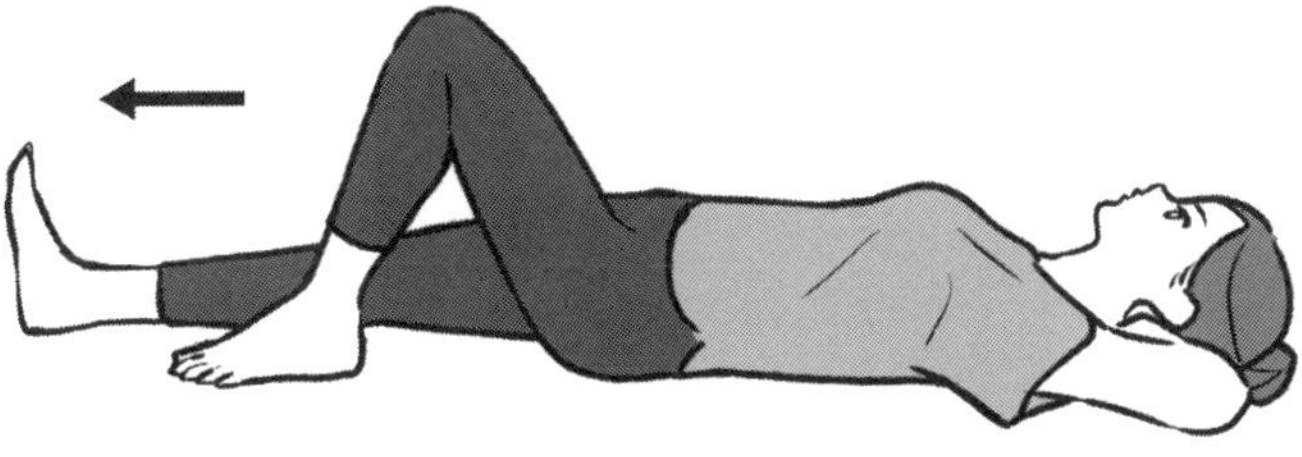

②片方のかかとを下方向に伸ばし、５秒間キープする、という動きを左右交互に１回ずつおこないます。

③１回ずつおこなったら、タオルボールを背骨沿いに２センチずつ上にずらして同じ動きを頭の付け根まで続けます。

動きとしてはこれだけなのですが、しっかりと体を伸ばすためにはコツがあります。足を伸ばしたときに頭の後ろに組んだ手に頭が引っぱられる手ごたえがあるまで伸ばすことです。

足を伸ばしたときに頭の後ろが引っぱられるというのは、足から背骨を通じて首までの筋肉がつながって動いている、ということになります。この筋肉たちが、体を支えてくれる筋肉たちなのです。

手ごたえを感じるようにするためには、足を伸ばすときに顎《あご》を引かず、少し顎を上げるようにして、体全体がほんのりと反《そ》るように伸ばしてみてください。

エクササイズが終わったら、立ち上がって体の感じを味わってみてください。体が伸びて重心が少し後ろになり、体の上に頭がのっている感じがすると思います。

ステップ3　腰を立てる

いつも腰を後ろに傾けて座っていると、裏ももの筋肉が縮んでしまい、いざ腰を立てようと思っても縮んだ裏ももに引っぱられ骨盤を立てることができなくなります。縮んだ裏もも、それも骨盤に近い筋肉を伸ばすと腰が立ちやすくなります。

＊エクササイズをおこなった後の体の変化を感じるために、始める前に一度座ったときの体の感じを味わっておいてください。

裏ももほぐしが終わったら一度立ち上がってもう一度座り直してみましょう。自然と腰が立つ座り方ができていると思います。

タオルボールで裏ももほぐし

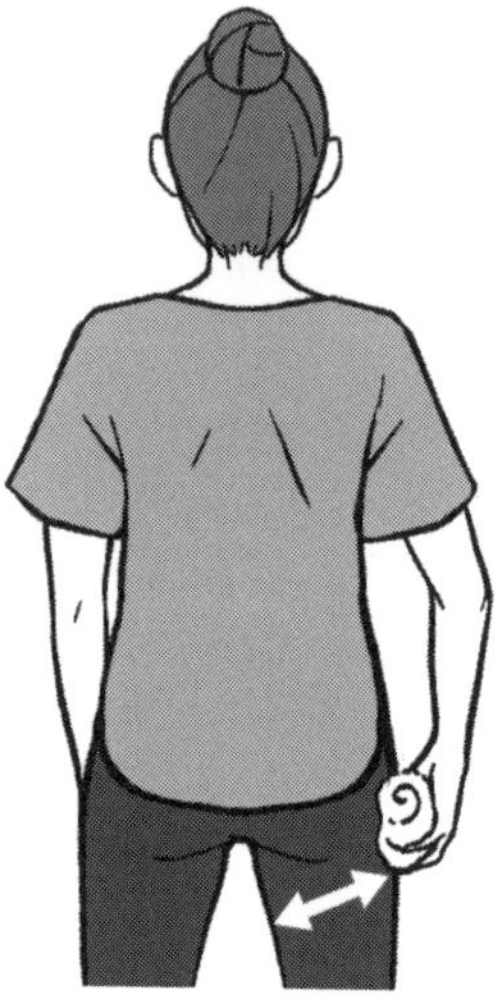

①タオルボールを使って裏ももの付け根、お尻の骨（坐骨）のすぐ下の筋肉を、内側から外側に向かってほぐしていきます。

動画は
＼こちらから／

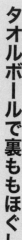

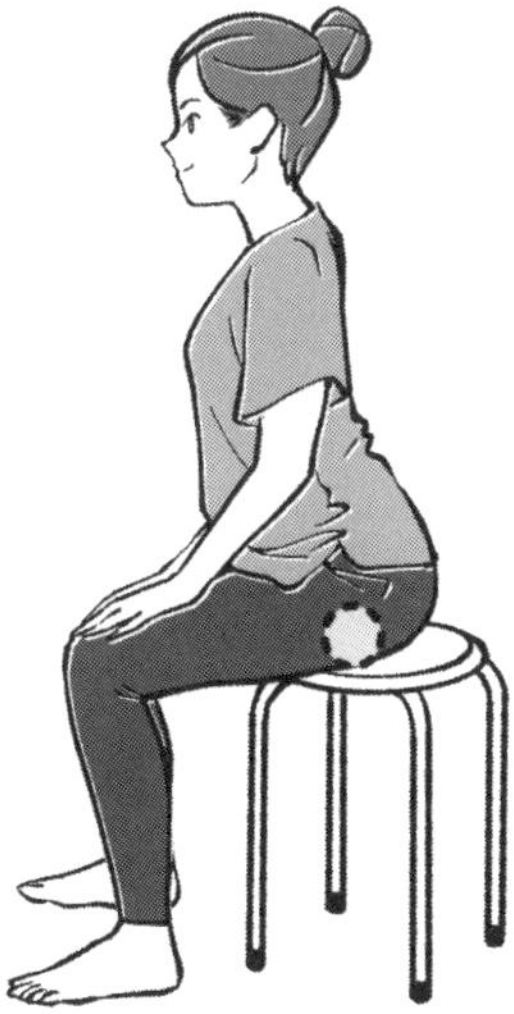

②裏ももの付け根の内側寄りにタオルボールを当てます。足は大きく開き、体は前に傾け、お尻を後ろに突き出すように座ります。

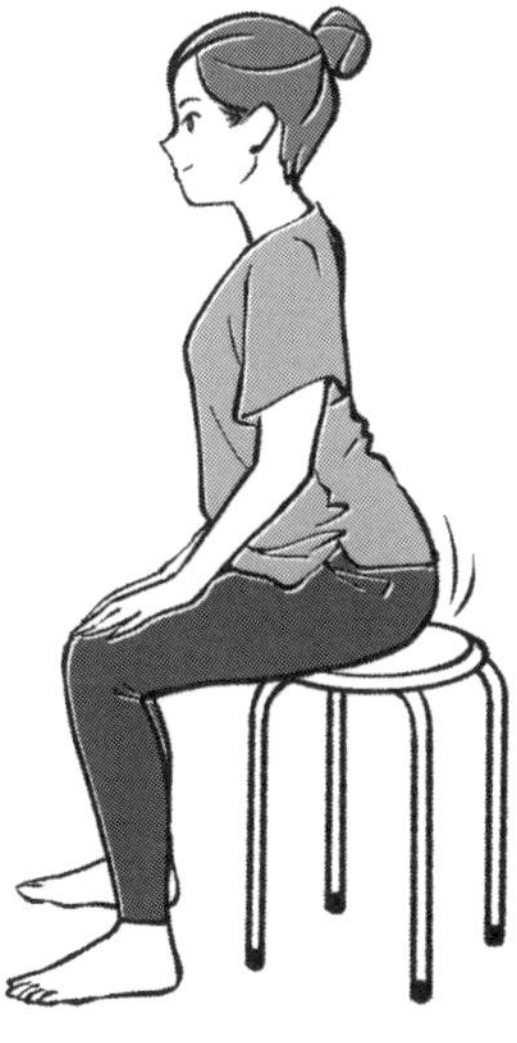

③しっかりとタオルボールに体重をかけてのり、ごりごりとボールに裏ももをこすりつけるようにほぐします。１ヵ所を５回ゴリゴリしながら１センチくらい外側にずらし、また５回ゴリゴリします。内側寄りから外側にかけて、裏ももを横断するようにほぐしていきます。

ステップ4　立った腰をキープする

背すじを伸ばした姿勢はできるようになっても、すぐに戻ってしまうことがよくあります。もうひとつ骨盤をタテに伸ばしておくと、姿勢がキープしやすくなります。

＊エクササイズをおこなった後の体の変化を感じるために、始める前に一度座ったときの体の感じを味わっておいてください

骨盤ストレッチ

動画は
こちらから

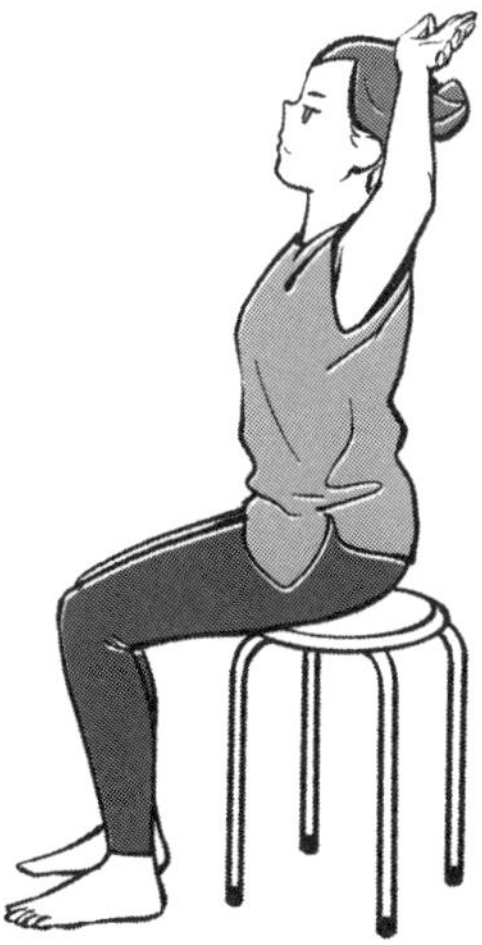

①腰を立てて座ります。腰を立てる角度は腰を丸めたところから腰を立てていき、坐骨の山のてっぺんで、ちょっとおへそを突き出して越えたところ、おなかの筋肉が上に伸びる感じがするところです（突き出しすぎるとおなかが下がる感じがします）。膝はこぶし１つ分開きます。両手を組んで裏返して、頭の上にのせておきます。

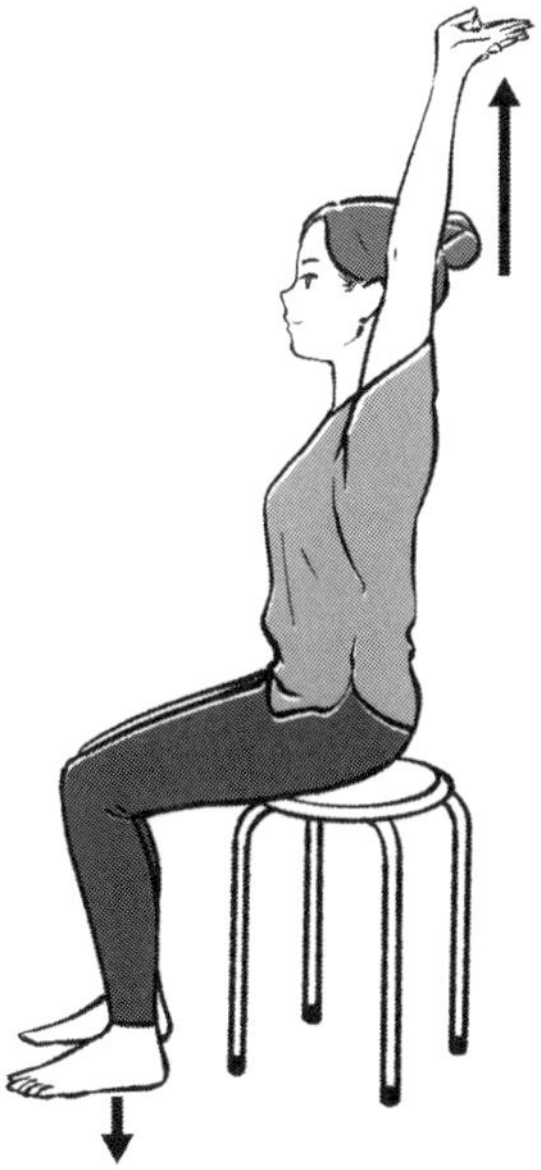

②両足で地面を踏み、踏んだ反動で上に伸びる力を持ち上げるように腕を伸ばしていき、10秒間キープします。このとき、骨盤の角度が前に傾きすぎていると、地面を踏んだ力が上に行かず、体が前に倒れてしまいます。その場合は、もう一度腰を正しい角度に立て直してください。

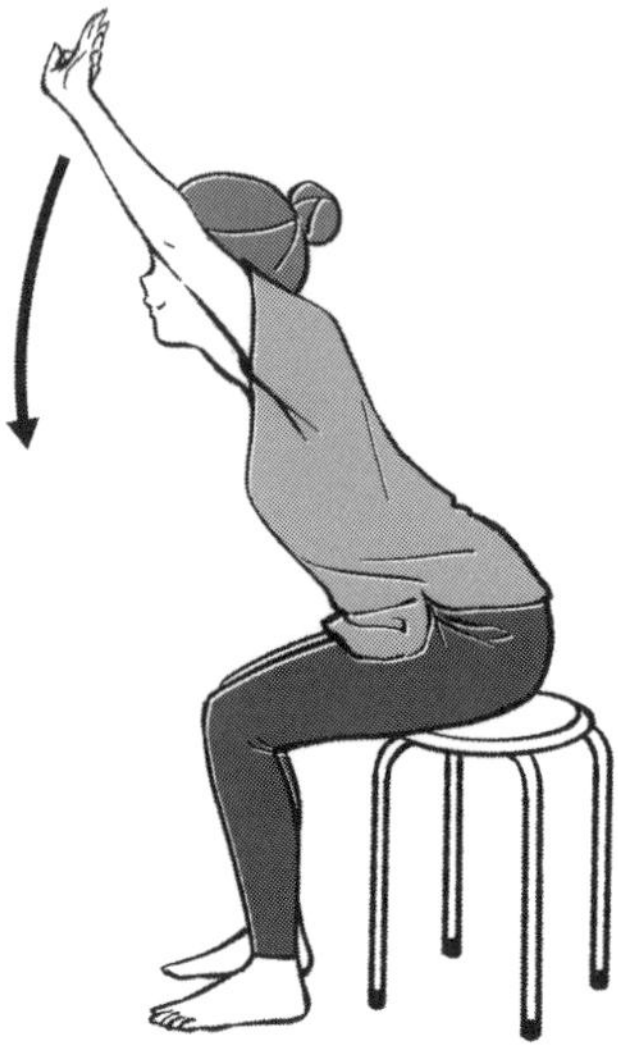

③しっかりと体を伸ばしたまま、背中が丸まらないように2つ折りに倒れていきます。顔を正面に向けながら倒れていくと背中が丸まらず、まっすぐに倒れることができます。

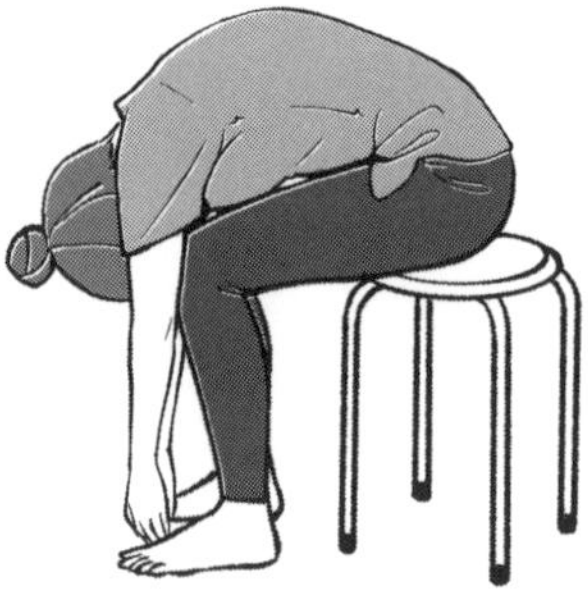

④上半身をももにのせるように体を2つ折りにしたら、腕と頭の力をダラーンと抜いて、その重みでもうひとつ腰を伸ばします。

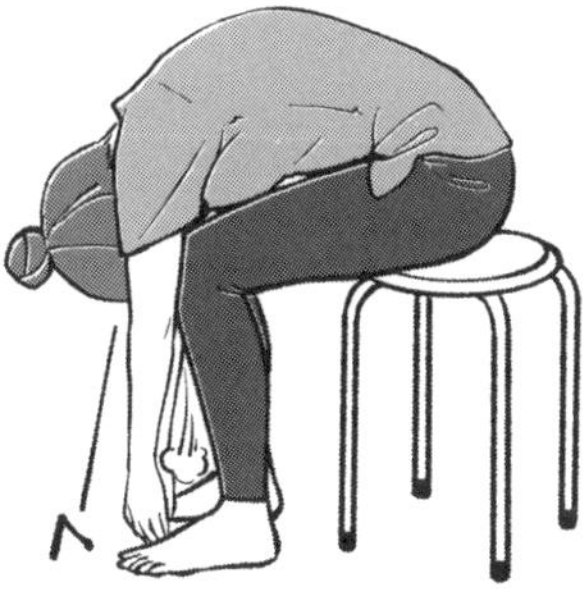

⑤2つ折りの状態のまま、息を細く長く吐きながらおへその下をへこませていきます。吐ききったら息継ぎをしてもう一度、という感じで5回繰り返します。

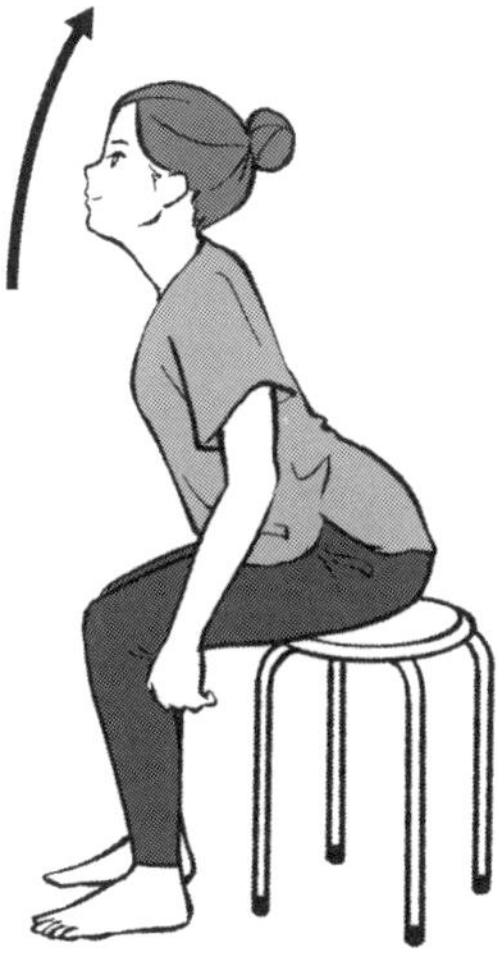

⑥呼吸が終わったら頭→胸→おへその順番に、背すじを伸ばしながら腰を丸めないように起き上がっていきます。

①〜⑥を5回繰り返します。

終わったら一度立ち上がって、もう一度座り直してみましょう。腰が立った感じがしっかりしたのが感じられると思います。

不調改善姿勢を続ける方法

●姿勢キープのコツ

私のレッスンは心身の不調改善のエクササイズを教えるだけではありません。エクササイズを会得して、体の状態を維持できることがレッスンの卒業だと考えています。スマホ姿勢についても同様です。エクササイズをすると、正しい姿勢がラクにできるようになり、不調も減ってくると思います。

だからといって一生エクササイズをするのはイヤですよね。エクササイズをやめてしまったら、元通りのスマホ姿勢というのもとても残念です。

エクササイズの卒業は正しい姿勢が身について、少し意識すれば自然とできるようになる状態です。いつも正しい姿勢でいれば体の不調もメンタルのトラブルも起こりません。

でもはじめからいつも正しい姿勢でいることはむずかしいと思います。生活の中に正しい姿勢を取り入れるためのコツを紹介しましょう。

●家の中の姿勢から始める

私たちの姿勢がいちばん崩れるのは家の中です。誰も見ていないからでしょう。リモートワークで姿勢が崩れる人が多かったのはそのせいです。

姿勢のレッスンをすると、まず人前にいるときにいい姿勢をしようとしますが、私はむしろ逆に家の中から始めてもらいます。

いちばん悪い家の中の姿勢がよくなれば、外に出たときにはもっといい姿勢でいられるからです。

●場面や時間を区切る

いつもいい姿勢をしていようと思っても、はじめのうちはむずかしいですが、逆にいつでもできるときにやろうと思うと、なかなかできません。

この廊下を歩くときとか歯みがきタイムとか、いい姿勢をする場面や場所を区切ってスタートしましょう。

いい姿勢ならいくら見てもいい

まずはスマホ姿勢から変えていきましょう。家の中にいるときだけでいいのです。「スマホを見ているときはいい姿勢でいよう、いい姿勢ならいくらでも見ていい」と許可してしまってもいいと思います。なぜなら正しい姿勢で見ると、スマホに依存しなくなるからです。

座り姿勢でも、立ち姿勢でも「腰を立てて、おなかを伸ばし、頭を前に出さない」が基本です。どうしても姿勢が崩れそうなら、壁に後頭部をつけたり、仰向けになったりしてスマホを見るようにしてください。

胸に目がある感覚でスマホを見る

正しい姿勢とあわせて、スマホのつきあいが上手になるコツを紹介しましょう。

正しい姿勢をしたら、鎖骨《さこつ》の下あたりにも目があるつもりでスマホを見てみてください。自分の目と胸についている目と一緒に見るような感じです。ちゃんと画面を見ることができます。そして自然といい姿勢が保てます。

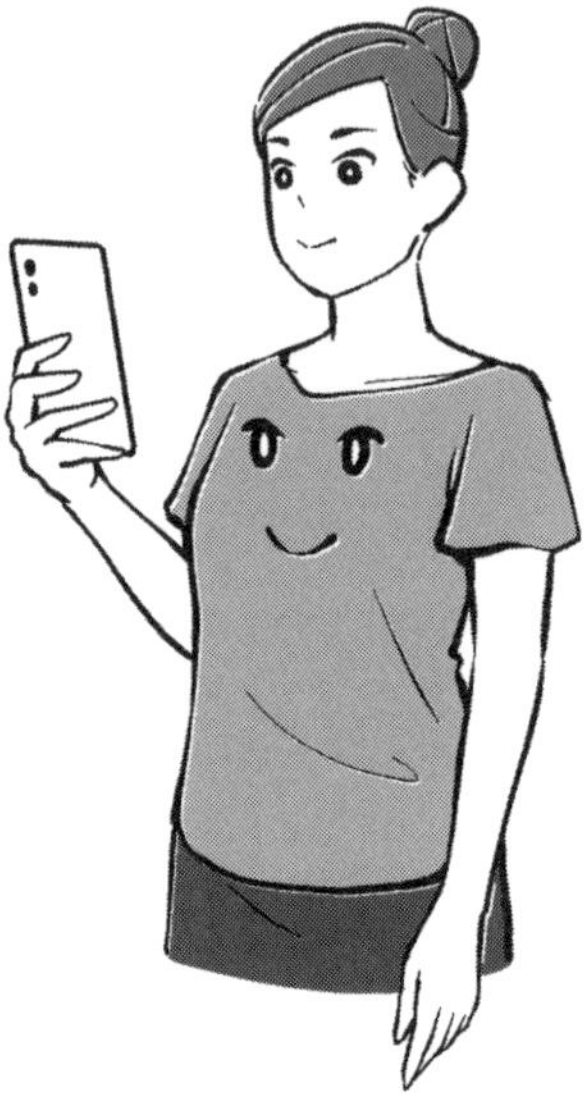

胸は自分の感情や意見を認識したり、表現したりするときにはたらくところなので、ここで見るようにすると、きちんと自分の気持ちや考えが及ぶようになり、余計な情報をダラダラと見ることがなくなります。

●食事時間に座り姿勢を身につける

座り姿勢を身につけるなら食事の時間がいちばんおすすめです。毎日必ずやることですし、姿勢よく食事をするとおなかが伸びて消化器のはたらきもよくなり、満腹感も得られるので食べすぎも防げます。

私が子どもの頃、周囲は食事の姿勢にうるさかったと思います。「姿勢なんて気にしてたら、食事がまずくなるよ」と思っていましたが、すごく大切なことだったんだなあと、いまになって思います。

立ち姿勢を身につけるタイミング

立ち姿勢のレッスンは、何も作業をしていないときがおすすめです。料理をしているときなど、手を使って何か作業をしているときには体を前に傾けなければならないことが多いので、それは正しい姿勢に慣れてからにしましょう。

そうはいっても、家の中で何もしないで立っていることはあまりないと思いますが、あえて立っている時間をつくってみましょう。正しい姿勢で立っているだけで全身の筋力アップにつながります。テレビを見ているときなどがおすすめです。長時間でなくてもいいのです。ＣＭのときは正しい姿勢で立って見る、など決めておくといいでしょう。

家の中ではありませんが、通勤や通学中、電車を待っているときなどもおすすめです。

短い距離で歩き姿勢を身につける

いちばん頭が前に出やすい歩き姿勢も家の中でスタートしましょう。トイレに行く、キッチンに行くなどの、短い距離で始めます。ひとり暮らしでワンルームに住んでいる人だと、ほんの数歩かもしれませんが、それでいいのです。まずは慣れることが大切です。

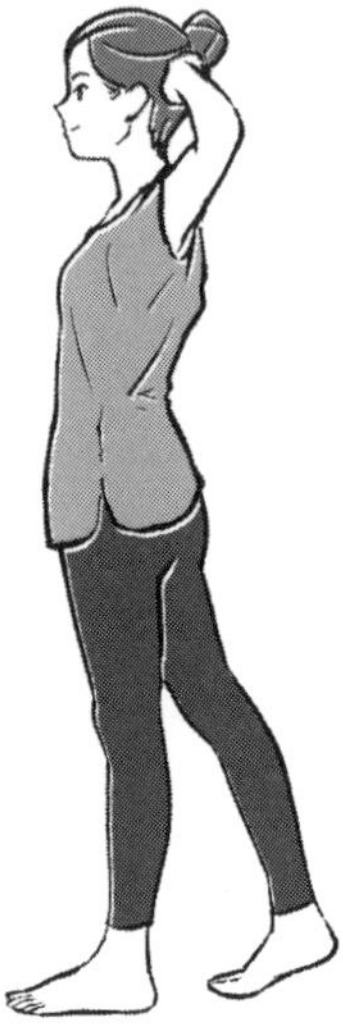

はじめは両手を組んで頭の後ろに当て、軽く頭の重さを手に感じる程度に寄りかかった状態のままで歩きましょう。「頭を前に出さないように」と思っていても、自分の感覚と現実には誤差があるのでたいていは頭が前に出ています。

慣れてきたら歩きはじめの1、2歩だけ両手を頭の後ろにつけて、その後は頭の位置が変わらないように手を下ろして歩くようにします。

もし鏡やガラス窓などがあったら歩きながら姿を映して横から体の軸を確認しましょう。自分の感覚としてはちょっと反っくり返っているな、というくらいが実際は正しい姿勢であることが多いからです。自分の感覚と実際の誤差を修正していきましょう。

頭の位置に慣れてきたら、骨盤の角度を意識しながら、膝《ひざ》を伸ばすことを心がけましょう。

●姿勢を意識しなくていいとき

デスクワークなど、座って仕事などをするときや、立ったままおこなう調理や家事など、作業をするときはどうしても頭を前に出さなければなりません。また、何かに集中しているときは姿勢を意識することがむずかしいと思います。

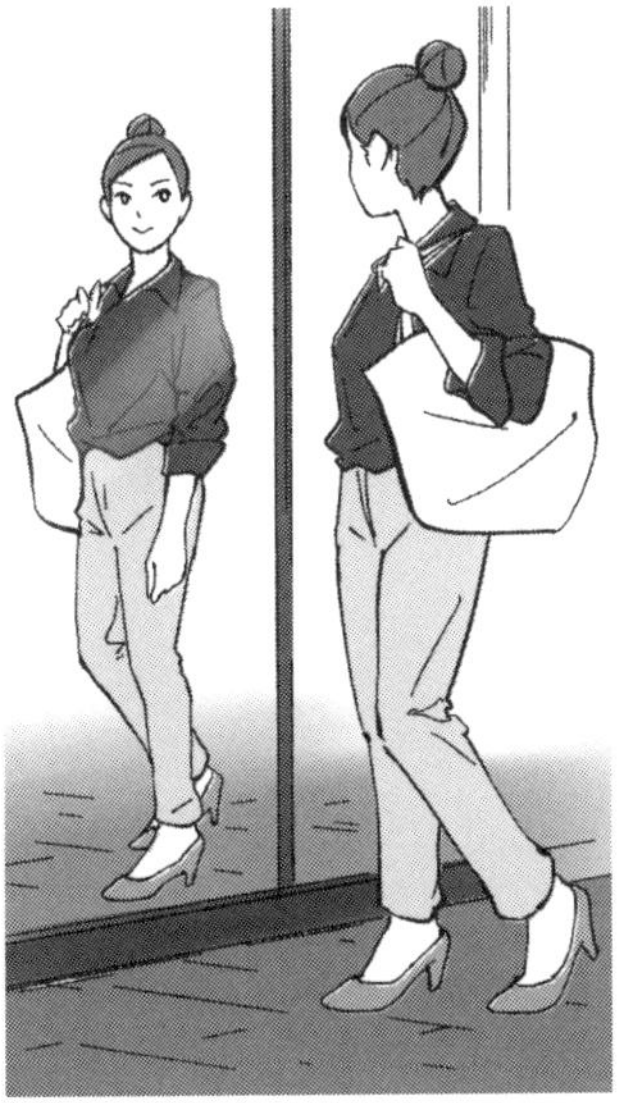

そうした場面では姿勢を意識しなくてもＯＫです。なぜなら、それ以外の多くの場面で姿勢を正しくしていると、気がつくと仕事や作業をしているときも姿勢がよくなっているのです。
もし意識するならば、頭だけを

前に出さないこと、股関節《こかんせつ》から折るようにして、後頭部と背中が一直線の状態で前に傾くようにするといいでしょう。

作業の合間にときどき伸びをするのもリセットになります。

おわりに

「スマホの害について本を書きませんか？」

さくら舎から声をかけていただいたのは、6年前でした。そのときは、原稿を書きはじめたものの「これからの時代はスマホが手放せない時代になるだろうから、スマホを害としてとらえるのはいかがなものか」という気持ちが大きく、たいへん失礼なことながら、フェードアウトしてしまいました。

ところが、コロナ禍の生活と、姿勢の崩れから起こる心身の不調の多さを目《ま》の当たりにし、スマホの害ではなく、スマホ姿勢の害が問題だということがはっきりわかり、これは一人でも多くの人に伝えなければならないという使命感に近い気持ちから、もう一度「本を書かせてもらえませんか？」とお願いしたところ、快く受け入れていただき、本当に心から感謝しています。

スマホはこれからもずっと私たちの生活になくてはならないものとなっていくで

しょう。そのスマホと仲よくやっていくために何よりも大切なのが「姿勢」だということを確信しています。

「姿勢は大切」だと誰もが知っています。そのため「姿勢が大切ですよ」といっても「知ってるよ」とスルーされてしまうことが多いので、私は「いい姿勢」「正しい姿勢」という言葉をずっと使わないでいました（「不調を治《なお》すための体の使い方」という言い方をしてきました。まあ、それが「正しい姿勢」なのですが）。

でもこのコロナ禍で、やっぱり正しい姿勢を伝えなければ！と思い立ったのです。正しい姿勢がどうして大切なのか、そして正しい姿勢とはどういうものなのか、姿勢が崩れるとどんなことが起こるのか、具体的なことを知っている人は少ないと思います。もし知っていたら、もっとみんな姿勢を大切にするでしょう。

「正しい姿勢」について、幼稚園でも学校でも、家庭でも学ぶことはありません。正しい姿勢を学ぶことが教育の一環となり、誰もが当たり前のように知っている社会が実現することを心から願っています。

奥谷《おくたに》まゆみ

著者略歴

１９６４年、東京都に生まれる。「奥谷まゆみＫＡＲＡＤＡレッスンスタジオ」主宰。からだレッスントレーナー。10年余りの日米でのＯＬ生活の後、心理療法の勉強を始める。「でも体が調子よくなきゃ、心だって楽しくないよねぇ」と気づき、ＮＰＯ法人「氣道協会」で長谷川淨潤氏に整体を学び、１９９４年より整体指導を始める。１９９８年、八王子市に「整体指導きらくかん」を開業し、のべ10万人以上の体を指導。その後「施術するよりも、体を動かしたり、使い方を変えなきゃ！」と、不調を改善する独自のメソッド「からだレッスン」を考案。２０２２年に「きらくかん」を「奥谷まゆみＫＡＲＡＤＡレッスンスタジオ」に改称。東京・大阪でのマンツーマンレッスンのほか、各地で講演やワークショップをおこなっている。

著書には『体づくりで変わる産前・産後』（日本看護協会出版会）、『女40代 不調を感じたら始める 卵巣活』（KADOKAWA）、『おきらく整体生活』（ちくま文庫）などがある。

不調《ふちょう》の９割《わり》はスマホ姿勢《しせい》から
——姿勢《しせい》をちょっと変《か》えるだけ

二〇二三年九月七日　第一刷発行

著者　奥谷《おくたに》まゆみ
発行者　古屋信吾
発行所　株式会社さくら舎　http://www.sakurasha.com
東京都千代田区富士見一-二-一一　〒一〇二-〇〇七一
電話　営業　〇三-五二一一-六五三三　ＦＡＸ　〇三-五二一一-六四八一
編集　〇三-五二一一-六四八〇　振替　〇〇一九〇-八-四〇二〇六〇

装丁　アルビレオ
装画　大野智湖
本文図版　森崎達也（株式会社ウエイド）
本文ＤＴＰ　土屋裕子　望月彩加（株式会社ウエイド）
印刷・製本　中央精版印刷株式会社

ISBN978-4-86581-398-2